Sabine Dinkel

GUTE TAGE *trotz* KREBS!

humboldt

Dieses Buch widme ich MIR ganz persönlich:

____

____

Und für Alexej Lachmann

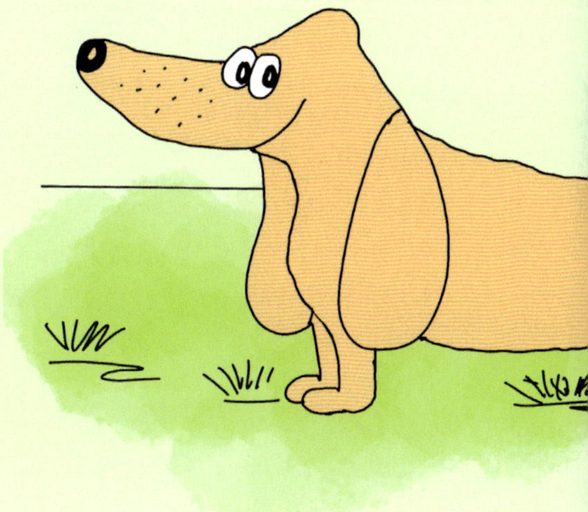

Inhalt

Vorwort von Eva Schumacher-Wulf

Chefredakteurin von Mamma Mia! – Die Krebsmagazine

Liebe Leserin, lieber Leser,

was meinen Sie – darf man über Krebs lachen? Darf man in Anwesenheit von Krebspatienten lachen? Über die Krankheit und deren Folgen? Zugegebenermaßen ist Humor eine sehr individuelle Sache. Aber Humor – welcher Couleur auch immer – ist gesund. Darüber sind sich die Gelehrten einig. Lachen hat etwas von Hochleistungssport, den jeder ausüben kann. Wussten Sie, dass beim Lachen rund 300 Muskeln arbeiten? Und nicht nur das. Lachen hebt die Stimmung, reduziert Ängste, beeinflusst das Schmerzempfinden, löst innere Blockaden und Verspannungen, versorgt den Körper durch die verstärkte Luftaufnahme mit zusätzlichem Sauerstoff, und so weiter und so fort. Eigentlich sollten wir den ganzen Tag lachen. Aber wie kann das gelingen?

Humor – und zwar die rabenschwarze Sorte – war von Anfang an der Begleiter, der mich durch meine Krebserkrankung getragen hat. Und nicht nur mich. Auch mein Mann, meine Kinder, meine Familie und Freunde lernten, dass Lachen erlaubt ist und dass es hilft, beispielsweise Sprachlosigkeit zu überwinden. Kennen Sie die Situationen, in denen sich ein unangenehmes Schweigen im Raum breitmacht, weil die zu besprechenden Themen so schwierig sind? Hier kann Humor helfen, diesen Moment zu überwinden.

Humor hatte sich also schnell zu meinem Lebenselixier in einer sehr schwierigen Phase meines Lebens entwickelt. Und dann lag es plötzlich vor mir, dieses „Krebsbuch“, über das ich Tränen lachen konnte. Mir wurde bewusst, dass es durchaus erlaubt ist, über Krebs zu lachen.

Ganz offiziell. Sabine Dinkel hatte es in ihrem Buch *Krebs ist, wenn man trotzdem lacht* vorgemacht. Ihr Humor kennt keine Grenzen. So kam es, dass ich Fan der ersten Stunde wurde.

Es war aber nicht nur der Humor, der mir damals half, die Diagnose Brustkrebs und alles, was sie nach sich zog, zu bewältigen. Meine Kinder waren ein und vier Jahre alt, als ich den Tumor entdeckte. Ich konnte den Gedanken „Was, wenn ...“ nicht weiterdenken, ohne von einer riesigen, dunklen Welle der Panik übermannt zu werden. Plötzlich sollte ich Entscheidungen treffen, die mein (Über-)Leben betrafen. Aber wie sollte das gehen? Mein Kopf war voll, ich hatte Angst, hätte mich am liebsten verkrochen. In meiner Not begann ich, meine Gedanken zu sortieren. Die negativen auf die eine und die positiven auf die andere Seite. Ich war überrascht, tatsächlich Gedanken zu finden, die ich unter „positiv“ notieren konnte. Genauso machte ich es mit den Entscheidungen, die ich treffen musste. Ich begann zu sortieren, welche Entscheidungen ich heute treffen musste und welche ich verschieben konnte. Ein Buch wie das, das Sie jetzt in der Hand halten, hätte mir die Arbeit sicherlich erleichtert.

Ich habe nie zu den Krebspatienten gehört, die dankbar für ihre Krankheit sind. Aber wenn ich ganz ehrlich bin, sind durch meine Erkrankung auch positive Dinge entstanden. So konnte ich viele Dinge des Lebens neu bewerten, mir in vielen Bereichen mehr Leichtigkeit genehmigen, mich auf die wichtigen Dinge des Lebens konzentrieren – und nicht zuletzt die Krebsmagazine *Mamma Mia!* schaffen, die mein Leben enorm bereichern. Es hat mir immer geholfen – auch heute noch –, mir das zu verdeutlichen. Wie es auch Ihnen gelingen kann, die Krankheit anzunehmen und sich mit ihr zu arrangieren, zeigt Ihnen Sabine Dinkel in ihren Büchern. Lassen Sie sich inspirieren, gehen Sie Ihren Weg Schritt für Schritt und seien Sie geduldig mit sich selbst.

Eva Schumacher-Wulf

Guten Tag!

„Sitze noch leicht belämmert in den Daunen und versuche zu ergründen, wie es mir geht."

Das schrieb ich Linda, die ich bis dato nur aus dem Internet kannte, genauer gesagt über Facebook. Wir waren verabredet. Doch so richtig kompatibel für ein „Komm, wir beschnuppern uns einfach mal bei einer Tasse Kaffee" fühlte ich mich gar nicht. Ich hatte am Tag zuvor doofe Nachrichten von meinem Onkologen bekommen. Mir war danach, mir die Decke über die Nase zu ziehen und mich vor der Welt zu verkriechen. Drei Stunden später hatte ich eine neue Buchidee im Kopf.

Linda und ich haben uns getroffen: Bei Kuchen und Kaffee pflanzte sie mir die Idee ins Hirn, ein „Arbeitsbuch" zu *Krebs ist, wenn man trotzdem lacht* zu verfassen. Eines, das die Patienten nach Herzenslust selbst erobern können. Zwar war ich noch skeptisch, konnte die Idee jedoch nicht mehr aus meinem Kopf verbannen. Ich hatte Blut geleckt.

„Da müssen unbedingt all die guten Dinge rein, die du dank der Erkrankung erlebt hast!", skandierte eine gute Freundin einige Monate später. Sie war ganz aufgeregt dabei und lieferte mir gleich ein paar Beispiele: „Wärst du nicht krank geworden, hättest du vermutlich keine vier Bücher geschrieben. Doch so hattest du ein echtes ‚Wofür', das deinen Mitpatienten hilft, das Gute im Schlechten zu finden. Du wirst zu Interviews eingeladen, man sieht dich im Fernsehen, du gibst Lesungen und Workshops und ständig lernst du neue Menschen kennen. Wenn das nicht ein wunderbarer Sinn in dem ganzen Schlamassel ist, weiß ich auch nicht!"

Ich komme mir immer etwas blöd vor, wenn ich behaupte, es gibt in allem etwas Gutes, auch wenn ich immer dazusage, dass es oft Zeit braucht, bis es sich zeigt. Und nicht jeder will ein Buch schreiben oder gar im TV auftreten.

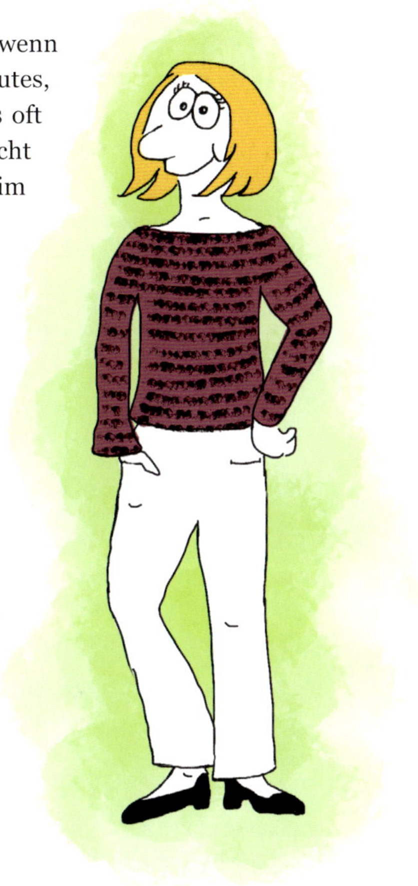

Inzwischen habe ich vielen anderen von meinem Weg im Umgang mit der Krankheit erzählt. Das war für mich aufregend und befreiend. Wichtig ist es für mich, darüber zu reden: offen, ehrlich und wohlmeinend. Ich tue das nicht (nur) für mich, sondern auch für die, die das (gerade) nicht können.

Euch wünsche ich vergnügliche Lesehäppchen, viel Mut zum Ausprobieren und viele gute und frische Gedanken.

Eure

Sabine Dinkel

Voneinander lernen

„Wenn jemand die Diagnose Krebs bekommt, ist es für mich, als wäre dieser Mensch ungefragt auf einem fremden Planeten abgeworfen worden, von dem er schon viele grausige Geschichten gehört hat. Womöglich kennt er auch Leute, die schon auf diesem Planeten verloren gegangen sind. Er weiß weder, was los ist, noch, was ihn auf diesem komischen Planeten erwartet. Alles ist unheimlich, alles macht einfach nur ganz arg Angst. Kurzum: Er ist existenziell erschüttert. Doch nach und nach stellt sich heraus, dass der Planet nicht nur groß und gruselig ist, sondern dass man ihn erobern und dabei viel Schönes entdecken kann.“

Das schrieb ich damals in meinem Buch *Krebs ist, wenn man trotzdem lacht* und malte diese Zeichnung dazu:

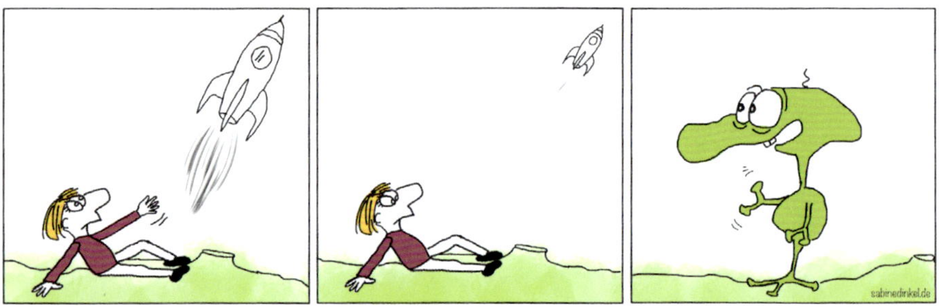

Ich hatte diesen Planeten zu diesem Zeitpunkt bereits 15 Monate erkundet und wollte unbedingt meine Erfahrungen an andere Betroffene sowie deren An- und Zugehörige weitergeben. Inzwischen bin ich schon im fünften Jahr auf diesem Planeten unterwegs. Und auch, wenn für mich kein Rückflug mehr in Sicht ist, will ich all das weitergeben, was mir Gutes passiert ist. Ich bin schon seit geraumer Zeit „Palliativ-Patientin“, d. h. meine Therapien sind nicht mehr auf Heilung ausgelegt, sondern auf ein möglichst gutes Leben. Nur eben mit dieser Erkrankung.

Damals waren wir noch beim Sie. Bei diesem Buch gehe ich einen Schritt weiter, vom Sie zum Du. Womöglich hast du mich in meinem Ratgeber *Krebs ist, wenn man trotzdem lacht* schon kennengelernt, vielleicht bin ich dir schon ein bisschen vertraut. Jedenfalls schreiben mir das viele, was mich sehr freut.

Mir ist ganz wichtig, dass du dich trotz der herausfordernden Situation wieder selbstwirksam fühlst. Das braucht Zeit, das geht nicht mal so eben von jetzt auf gleich. **Aber es geht!**

GANZ WICHTIG ZU WISSEN

Wenn du gerade mitten in einer Krise steckst, kannst du gar nicht alle Informationen aufnehmen, die an dich herangetragen werden. Bitte sei daher milde mit dir – und frage nach, bis du es einigermaßen kapiert hast. Und falls du es einfach nicht kapierst, einfach abwarten. Irgendwann kommt dein Hirn auch wieder hinterher. Manchmal braucht es ein paar Tage oder sogar Wochen. Das ist ganz normal.

Vieles, was du hier lesen wirst, hat schon jemand vor dir gelernt. Deshalb können dir erfahrenere Menschen in kürzester Zeit beibringen, was du sonst nur in Wochen oder Monaten lernen würdest. Ich finde das toll, denn solche Menschen brauchen wir! Wir können einzelne Fragen, die uns ohne fremde Hilfe über Gebühr beschäftigen, einfach abkürzen. Lass uns jetzt gleich damit beginnen!

Die Herausforderung: „Sie haben Schnieptröte!“

Wird man mit der Diagnose „Schnieptröte“ – das ist ab jetzt das Wort für meinen Krebs – auf diesem gefürchteten Planeten abgeworfen, kann man davon ausgehen, dass man in der Regel komplett orientierungslos und durchgeschüttelt am Boden liegt. Man ist nicht sanft gelandet, sondern fühlt sich, als sei man in luftiger Höhe aus dem Flugobjekt gekickt worden. Man weiß überhaupt nicht, was los ist, und schon gar nicht, was man zu tun hat. Man weiß nur, dass man dazu gezwungen ist, innerhalb kürzester Zeit weitreichende Entscheidungen für sein Über- und Weiterleben zu treffen. Wie so was geht, haben wir meist nicht gelernt.

Der heutige Tag möchte bitte aus dem Småland abgeholt werden. Die Eltern des 16. Januar möchten bitte ihr Gör aus dem Småland abholen. Er wusste sich einfach nicht zu benehmen und möchte bitte JETZT abgeholt werden.

Julia (@mupfelia) auf Twitter

Hach, das wäre es doch: gebrauchte Tage einfach abholen lassen. Einen Tritt in den Allerwertesten und weg damit. Geht leider nicht. Schade eigentlich. Nichtsdestotrotz gibt es jede Menge Dinge, die wir tun können, um mit dieser furchteinflößenden Situation klarzukommen. Und auf diese lege ich meinen ganzen Fokus in diesem Buch. Gruselige Erlebnisberichte, bei denen ich mir vor Angst in die Hosen pieschere, gibt es schon genug. Hier wollen wir das „Gute im Schlechten“ finden – und nach Möglichkeit so richtig fett zelebrieren.

Ich will für die herausfordernde Zeit einer „Schnieptrötenerkrankung“ einen Beitrag leisten, der anders ist. Weg von **„Oh weh, ich habe Krebs, jetzt ist bald alles vorbei!“** hin zu **„Wow, das ist alles trotz Schnieptröte möglich!“** Was ich mit dir vorhabe:

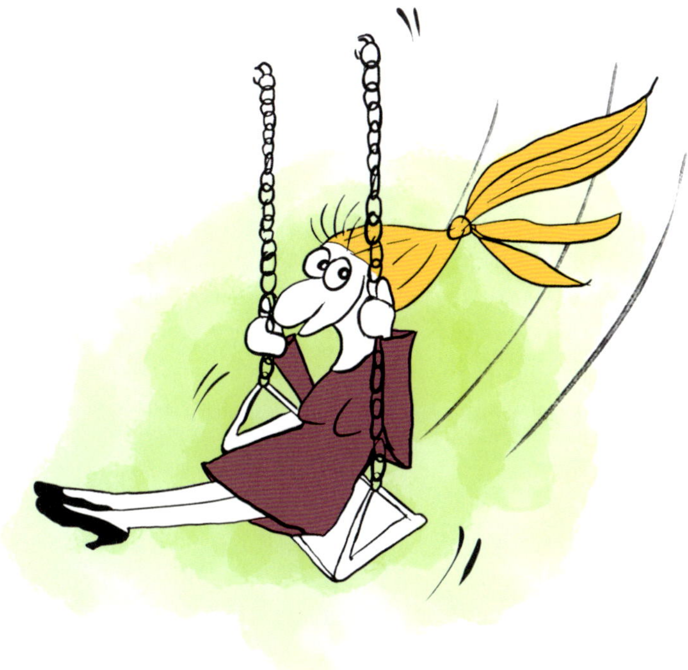

- Ich möchte dich ermutigen, dich auf Gedankenexperimente einzulassen. Wie eine meiner Lieblingskünstlerinnen Keri Smith sagt: „Das Ergebnis deiner Experimente wird manchmal interessant sein und manchmal nicht. Das liegt in der Natur von Experimenten."
- Dann zeige ich dir, wie ich persönlich bestimmte Dinge gelöst habe. Du kannst entscheiden, ob du dir davon was abguckst.
- Ich habe die Freude, dir meine Lieblingsübungen zu zeigen. Auch hier kannst du schauen, was davon dir zusagt, und einfach ausprobieren.

Und ansonsten würde ich mal sagen: Lass dich einfach inspirieren. Jedes Buch wird nach dem Ausfüllen anders aussehen. Und das macht es doch so spannend!

Damit du nicht denkst „Was will die Bine mir denn erzählen, die hat doch keine Ahnung!", will ich hier einmal kurz erzählen, was ich bereits alles gewuppt habe, obwohl ich damals dachte: „Jetzt ist alles aus, bald kann ich die Schneeglöckchen von unten läuten."

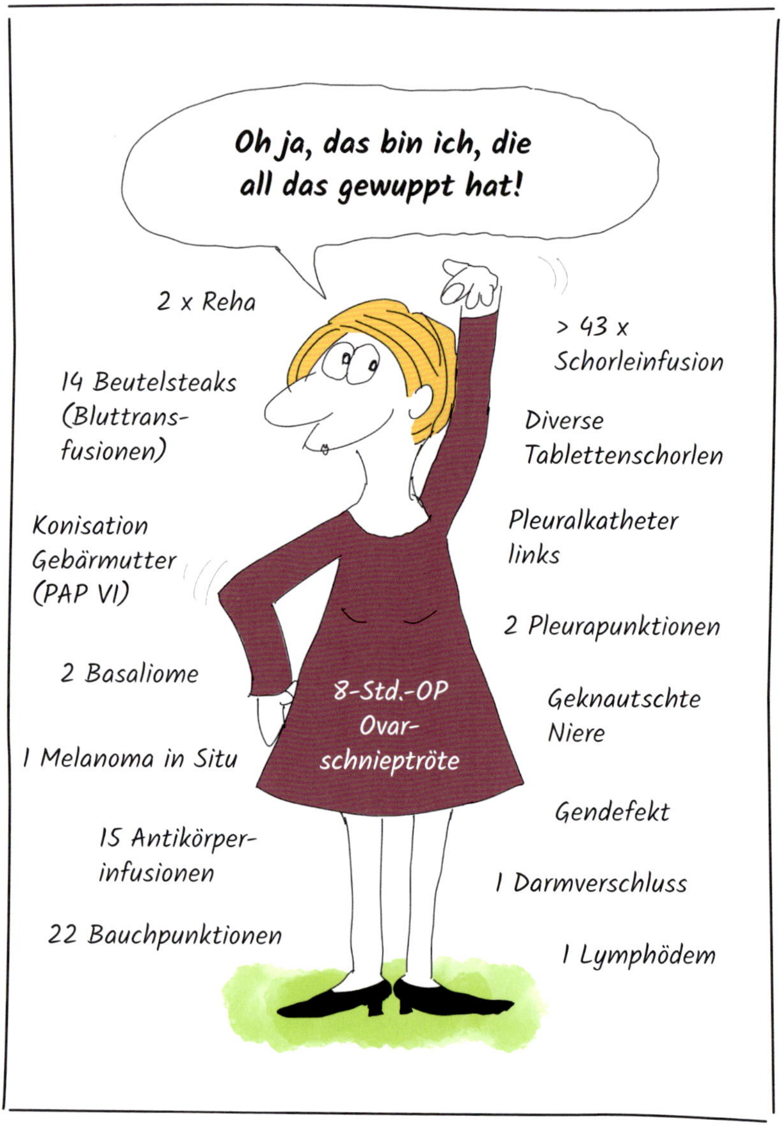
Oh ja, das bin ich, die
all das gewuppt hat!
2 x Reha
14 Beutelsteaks
(Bluttrans-
fusionen)
Konisation
Gebärmutter
(PAP VI)
2 Basaliome
1 Melanoma in Situ
15 Antikörper-
infusionen
22 Bauchpunktionen
8-Std.-OP
Ovar-
schnieptröte
> 43 x
Schorleinfusion
Diverse
Tablettenschorlen
Pleuralkatheter
links
2 Pleurapunktionen
Geknautschte
Niere
Gendefekt
1 Darmverschluss
1 Lymphödem

Das Gute im Schlechten sehen

Erst mal möchte ich dich locken, indem ich von ein paar Dingen erzähle, die ich NIE erlebt hätte, wäre ich nicht krank geworden. Das mag jetzt für den einen oder die andere an dieser Stelle völlig wumpe sein, weil er oder sie womöglich ganz woanders steht, aber es lohnt sich, doch einmal scharf hinzugucken. Gruseln können wir uns hinterher immer noch.

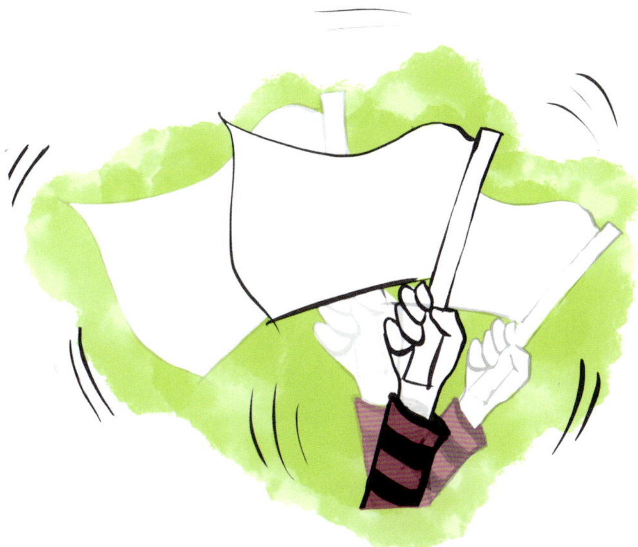

Als ich während meiner Reha auf Föhr über den Strand lief, fand ich nicht nur neun Euro in bar – sie waren vermutlich jemandem aus der Tasche geflutscht –, sondern auch jede Menge Plastikmüll, den ich zu lustigen kleinen Wesen arrangierte und verrückte Geschichten dazu erfand. Daraus wurde mein viertes Buch *Strandgut-Poesie: Wenn es am Meer aus dem Plastikmüll kichert*.

Als ich nach einer sehr anstrengenden Therapiezeit in einer komplementär-onkologischen Klinik in der Südpfalz eincheckte, um mich aufpäppeln zu lassen, ahnte ich noch nicht, dass meine neue Psychoonkologin ein echter Knaller war. Mit ihrer Hilfe habe ich – nach sechs Jahren wohlgemerkt, denn das Thema hatte ich ständig verdrängt – das Grab meiner Eltern in eine richtig schöne Ruhestätte verwandelt. Der Clou: Ich muss jetzt nix mehr pflegen. Mein Papa hat einen wunderschönen Raben bekommen, meine Mutter eine tanzende Prinzessin. Beides von einem tollen Steinbildhauer, der richtig Lust auf das Projekt hatte. Innerlich ist eine große Ruhe eingekehrt, auch meine Eltern scheinen sehr zufrieden mit dem Ergebnis.

Wenn mir mein Onkologe mal wieder eine Hiobsbotschaft präsentiert, halte ich mich nicht allzu lange mit Frust auf, sondern lebe einfach weiter. So, wie es mir in dem Moment eben geht. Meistens kommt von irgendwo eine neue Idee für eine Therapie oder Linderung um die Ecke, die ich dann ausprobiere. So habe ich seit einigen Monaten einen „Pleura-Katheter“ (ich nenne ihn „Kati“), mit dessen Hilfe ich mir Erleichterung verschaffen kann, wenn ich zu viel Wasser in der Pleuraregion angesammelt habe.

> [...] doch all diese Tage waren nicht so schlimm gewesen, wie dieser eine Tag gut war.
>
> *Lorna Landvik: Patty Janes Frisörsalon. Piper Verlag, 1997.*

Ich schiebe nix mehr auf – das, was ich gerne erleben möchte, versuche ich zu erleben, und zwar mit Leuten, die mir wirklich am Herzen liegen. Was ich nicht möchte, sage ich freundlich ab. Dabei helfen mir meine vier Filter:

1. Bringt es mir Glückspeng (mein Wort für den wunderbaren Zustand der „gehobenen Gestimmtheit“)?
2. Sichert es mir mein Weiterleben?
3. Füllt es meinen Kühlschrank?
4. Tappe ich in die Nettigkeitsfalle?

So habe ich spätestens bei Frage 4 den Schlawiner am Wickel, der mich noch vor der Krankheit dazu verführt hat, viel zu viel von dem zuzusagen, was ich lieber abgesagt hätte.

> Allein im Bett zu sein. Welcher Wonnezustand. [...] Ah, diese kühle Geräumigkeit; die Bewegungsfreiheit; das Gefühl der Sorglosigkeit, der Keckheit, wenn man an den Decken zog, weil man es wollte, oder sich die Kissen zurecht stupste, um es noch behaglicher zu haben! Es war, als entdeckte man eine Freude völlig neu.
>
> *Elisabeth von Arnim: Verzauberter April. Insel-Verlag, 1995.*

Ich habe Tanztherapie und einen kreativen Schreibkurs gemacht. Das war richtig toll! Aus der gemeinsamen Arbeit mit der Tanztherapeutin ist eine schöne Basis für eine weitere Zusammenarbeit entstanden, die mich sehr weitergebracht hat.

Eva Schumacher-Wulf (siehe Vorwort) und ich haben uns endlich in Frankfurt kennengelernt. Vorher hatten wir per E-Mail Kontakt, aber das reichte uns nicht. Allerdings haben wir uns immer verpasst, es passte nie. Doch nun war es einfach toll, mit ihr und ganz vielen Frauen einen wunderbaren Workshop-Tag zu verbringen.

Sogar in Dänemark habe ich mich mit einer Schnieptrötenpatientin und deren Familie getroffen. Sie mochte Leuchttürme sehr und war auf der Jagd nach bestimmten Objekten. So was hätte ich unter „normalen“ Umständen nie gemacht, und so war es total schön! Zum Dank bekam ich von ihr einen „Optimisten“. Das ist der dänische Begriff für Freude, Optimismus und gute Laune. Einfach mal googeln.

**Es wird Zeit,
eine neue Geschichte
zu erzählen!**

Eine hilfreiche Einstellung finden

Hand aufs Herz: Gehörst du zu denen, die ständig auf der Suche nach Fehlern sind? Oder häufig das Negative überbetonen? Glückwunsch! Das hast du mit vielen Mitmenschen gemeinsam. Das hat angeblich evolutionäre Gründe, weil das fürs Überleben wichtig ist und so. Es kann aber auch bloß eine dusselige Angewohnheit sein. Genauso gut kannst du aber zu denjenigen gehören, die immer etwas lernen wollen, die gestärkt aus einer Krise hervorgehen möchten oder die immer etwas Gutes in jedem Scheißhaufen (sorry) vermuten. Oder irgendwie von beidem etwas.

Sehr gerne würde ich mit dir schauen, wo du gerade in Bezug auf deine Lebenszufriedenheit stehst. Es gibt so viele Ausgangssituationen, keine ist wie die andere. Vielleicht hast du gerade eine unschöne Diagnose bekommen, die dir das Hirn lahmlegt. Oder du bist schon viele Jahre dabei, dich „durchzukämpfen“. Oder du bist ein An- und Zugehöriger mit ganz eigenen Sorgen und Nöten. Oder vielleicht hast du das Gefühl, dein Nektar ist fast abgenascht.

Was auch immer es ist: Ich möchte dir gerne zeigen, dass es möglich ist, sich auf die Chancen zu konzertieren.

Wie soll denn das gehen? Gute Frage. Ich habe dafür selbst eine Weile gebraucht. Es ging ständig auf und ab, das war nicht immer einfach. Doch inzwischen weiß ich, dass sich die Mühe gelohnt hat.

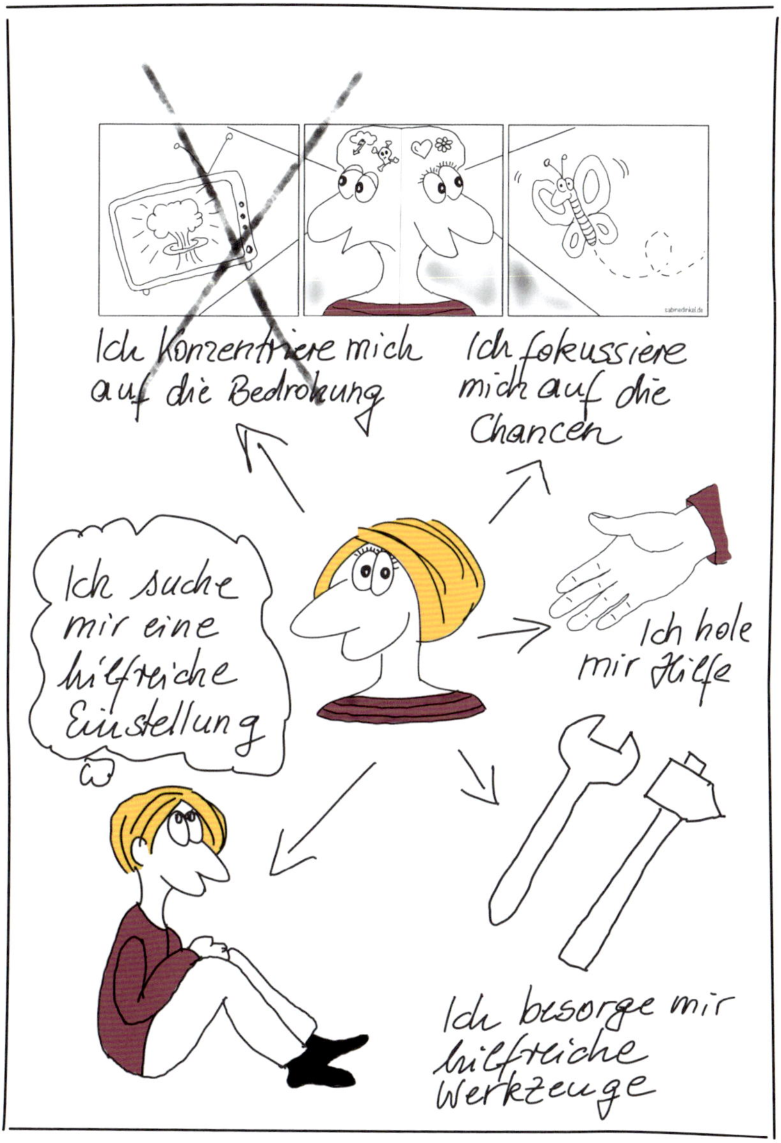
Ich konzentriere mich auf die Bedrohung
Ich fokussiere mich auf die Chancen
Ich suche mir eine hilfreiche Einstellung
Ich hole mir Hilfe
Ich besorge mir hilfreiche Werkzeuge

HIER HABE ICH EINE SCHÖNE ÜBUNG FÜR DICH

Vereinbare diese Woche mit jemandem, eure Unterhaltungen ausnahmslos mit einem schönen Moment des Tages zu starten, anstatt sich direkt über Dinge zu beschweren. Beobachte dabei den Wandel eurer Stimmung und die Veränderung in eurem Verhältnis zueinander.

Das könnte ungefähr so aussehen:
„Na, was war heute ein schönes Erlebnis für dich?"
„Hey, was hat dir heute schon total Freude gemacht?"
„Wollen wir mal schauen, was heute schon richtig gut war?"
Weg von der Bedrohung, hin zur Chance. Es wird sich was verändern – und zwar zum Guten!

Was ich auch noch spannend finde: Wenn wir in Schwierigkeiten geraten, tendieren wir häufig dazu, uns über die Ungerechtigkeit der Welt zu beklagen. Twitter ist voll davon! Wir sehen uns als Opfer. Doch wer möchte gerne Opfer sein? Ich jedenfalls nicht. **Und jetzt kommt's:** Wir halten uns für den Nabel der Welt! Wir machen einfach zu gerne andere dafür verantwortlich, wenn etwas nicht so läuft, wie wir uns das vorstellen. Wenn wir uns mal den Spaß machen und uns einen Tag lang strengstens beobachten, kommen manche Menschen auf nahezu 60 Klagemomente am Tag! Das heißt, dass sie sich 60 Mal als Opfer fühlen. Du liebe Güte!

Was dagegen die gute Laune fördert: Umgib dich mit zuversichtlichen Menschen. Deren Haltung wird auf dich abfärben. Du findest auf Seite 144 außerdem die „zuversichtlichen Zehn" von Ulrich Schnabel, ein Erste-Hilfe-Programm für Fälle akuter Hoffnungslosigkeit. Die wirken auch gegen chronische Stimmungstiefs.

Der Weg zum Glück einer Gesellschaft führt einzig über den gegenseitigen Respekt füreinander.
Wer seine Mitmenschen, aus welchen fadenscheinigen Gründen auch immer, zu Aussätzigen abstempeln will, vertritt keine mutige Meinung, sondern hat ganz einfach einen miesen Charakter.
Und dieses Problem schafft er sich gewiss nicht vom Hals, indem er die eigenen Defizite und Unzulänglichkeiten anderen anhängt.

Hape Kerkeling: Der Junge muss an die frische Luft – Meine Kindheit und ich. Piper Verlag, 2014.

Die Macht der Sprache

Ich kann nicht anders: Ich muss schreckeinflößende Dinge, die mich ungut daran erinnern, dass das Leben nicht immer lustig ist, umtaufen. Das macht sie zwar nicht weg, aber wenigstens lustiger. Und dafür lohnt es sich, sich das Thema Sprache genauer anzuschauen.

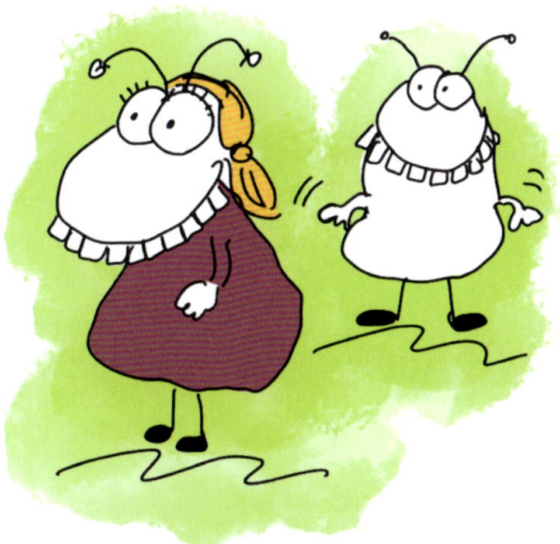

Meine Angst nenne ich „Hildegard“. Das hat für mich und andere den Vorteil, dass wir über sie sprechen können, ohne dass sie uns zu sehr in Beschlag nimmt. Ich sage zum Beispiel zu meinem Mann: „Hildegard sitzt mir auf der Schulter und jammert mir ins Ohr. Kannst du mich bitte in den Arm nehmen? Dann ist es nicht so schlimm.“ Und dann nimmt er mich in den Arm – und es ist tatsächlich nicht so schlimm.

> Gebt ihnen widersinnige Namen, um ihre Macht zu brechen!
>
> *Lorna Landvig: Immer dieses Lampenfieber. Kabel, 2001.*

Oder die „Doofmannsgehilfen“ in meinem Oberstübchen, die sich nach viereinhalb Jahren dort unrechtmäßig eingenistet haben. Es klingt doch ganz anders, wenn ich von ihnen als Doofmannsgehilfen spreche, als wenn ich sage „Hilfe, ich habe acht Metastasen im Kopf!“ Jedenfalls tut mir das gut – und meinem Umfeld auch. Es bietet ganz neue Möglichkeiten, sich mit dem Thema zu befassen, ohne schamvoll in ein betretenes Schweigen zu verfallen. Klar, meine Begriffe sind nicht jedermanns Sache. Aber es geht ja auch darum, dass erst mal ich mit ihnen klarkomme.

Eine Patientin hält ihre „Leberknödel“ mit folgendem Spruch in Schach: „Wenn ihr euch nicht benehmt, wer soll denn für euch das Bier kaufen?“ Das finde ich unfassbar witzig. Es geht hier vor allem darum, herauszufinden, was wir mit unseren Worten über unsere innere Haltung verraten.

Jedes Wort wirkt – und auch jeder Laut und jeder Satz. Sie wirken und schaffen Wirklichkeit.

Mechthild R. von Scheurl-Defersdorf: In der Sprache liegt die Kraft: Klar reden, besser leben. Verlag Herder, 2016.

Wir alle kennen Menschen, die es schaffen, mit ihrer Sprache ungute Gefühle hervorzurufen. Man hört sofort das Vorwurfsvolle oder das Bewertende heraus. Das Gute: Du kannst mit deiner Sprache deinem Leben eine heilsame Wende geben! Was gerade bei Schnieptröte von sehr großem Vorteil ist. Wir können uns immer wieder bewusst machen, ob uns einzelne Wörter guttun. Und umgekehrt ebenso: Immer, wenn wir ein belastendes Wort in unserem Sprachschatz erkennen, können wir es Stück für Stück aus unseren Gesprächen weglassen und durch ein viel freudvolleres ersetzen. Somit können wir in nahezu jeder Lebenslage unsere Selbstwirksamkeit durch das Nutzen passenderer Wörter erhöhen. Das liegt in unserem „circle of influence“ (dazu später mehr).

In ihrem empfehlenswerten Buch *In der Sprache liegt die Kraft: Klar reden, besser leben* von Mechthild R. von Scheurl-Defersdorf (okay, der Name ist für eine Sprachforscherin ziemlich sperrig, aber dann auch irgendwie extrem passend) nutzt sie als Analogie eine Weinprobe: Niemand würde sich eine oder mehrere Kisten von einem Wein kaufen, der nicht schmeckt oder sogar Kopfschmerzen macht. So sollten wir es auch mit unseren Wörtern halten. Wir können im Laufe der Zeit einen wahren Wort-*Schatz* entwickeln, der den Namen auch wirklich verdient. Die Autorin sagt: „Wir nehmen ein Wort in den Mund und schmecken ihm nach." Schmeckt es irgendwie abgestanden oder sonstwie seltsam, wissen wir, dass wir hier einen super Ansatzpunkt haben. Das finde ich doch sehr vielversprechend.

Ich habe im Laufe der letzten Jahre daran gewerkelt, das gruselige Wort „müssen" aus meinem Wortschatz zu verbannen. Es geht mir damit richtig gut, nichts mehr zu müssen. Das Einzige, was ich muss, ist irgendwann sterben. Alles andere ist für mich kein echtes Müssen.

Für mich ist Sprache einer der wichtigsten Hebel, an dem ich ansetzen kann, um mein Wohlbefinden – und auch das meiner Mitmenschen – zu beeinflussen. Ja, sogar aktiv zu steuern. Es kostet nichts und macht so vieles leichter. Ich habe mal spaßeshalber aus einigen beim Arzt gefundenen „Mutmachern für Patienten" fünf Beispiele für dich herausgeschrieben und meine Gedanken danebengestellt. Wenn du Lust hast, kannst du folgenden Versuch machen:

Nimm dir eine Spalte vor und lies beide Texte laut vor. Hör in dich hinein und beantworte bitte diese Fragen:

1. Welcher fühlt sich für dich beim Zuhören besser an?
2. Welche Bilder hast du beim Hören jeweils vor Augen?
3. Wenn du den Texten Farben zuordnest, welche sind es?

→

Schreckeinflößende Sätze neu machen

In diversen „Mutmachern für Patienten" gefunden:	Meine Idee dazu:
Im Verlauf der Erkrankung sind die bisher genannten, beängstigenden Gefühle immer vorhanden.	*Es gibt gute Möglichkeiten, die Ängste, die „Huhu, hier bin ich wieder!" rufen, in ihre Schranken zu weisen.*
Die Behandlung wirft viele Fragen auf und verursacht neue Ängste.	*Bei der Behandlung entstehen viele Fragen. Schauen wir doch mal, wie wir da unbeschadet durchkommen.*
Mit der Diagnose Krebs ist nichts mehr so, wie es war.	*Die Diagnose „Schnieptröte" haut alles ganz schön durcheinander.*
Dennoch bedeuten eine Tumorerkrankung und ihre Behandlung für die Betroffenen und ihre Angehörigen einen schweren Einschnitt in ihr bisheriges Leben.	*So eine Doof-Diagnose macht was mit uns. Damit sie uns nicht über kurz oder lang schwindelig spielt, gibt es jede Menge Tipps, wie man sie zähmen kann.*
Operationen, Bestrahlungen und Chemotherapien, aber auch Hormon- oder Antikörpertherapien können zwar retten oder verlängern, belasten aber auch Körper und Seele.	*Nebenwirkungen sind die Wirkungen, die wir bei unseren Therapien nicht haben wollen. Schauen wir doch mal, wie wir ihnen beherzt begegnen können.*

Das Gefühl von Glück und Schwindel, das man hatte, wenn man auf einem Erntewagen saß, das Gesicht ganz schwarz von Heusaat, oben auf den Balken, wo alles schwankte.
Das Lehnen an den warmen Findlingen, wenn sie im Sommer auf den Feldern Kaffeepause machten. Kuchen aus dem Korb und kalter Saft.

Dörte Hansen: Mittagsstunde. Penguin Verlag, 2018.

Und jetzt du!

Schau doch mal, welche „ungünstigen" Sätze dir in Broschüren oder Büchern begegnen, und versuche, diese umzuformulieren, sodass sie sich für dich besser anfühlen.

In diversen „Mutmachern für Patienten" gefunden:	Meine Idee dazu:

Noch eine Übung

Klebe links eine Seite aus einer Zeitschrift ein, umkreise die Wörter, die dir gar nicht gefallen. Du wirst sehen, es gibt eine ganze Menge „Unbehagenspender", die dir nicht guttun. Klebe dann rechts eine Seite aus einer schönen Zeitschrift ein, umkreise nun die Wörter, die dir sehr gut gefallen. Oder klebe aus verschiedenen Zeitschriften schöne Wörter hier ein. So, wie du magst.

Sich selbst neu definieren

Meine Psychoonkologin hat mal gesagt, dass man nach so einer Schockdiagnose wie ein Puzzle sei, das komplett durcheinandergeraten ist. Da gibt es Teile, die plötzlich weg sind, einfach so. Unauffindbar. Vielleicht bei einer Operation herausgeschnippelt. Oder durch „Schwuppdizität" (mein Wort für Bestrahlungen) weggebrezelt. Und es gibt Stücke, die nicht mehr zu den anderen passen wollen. Es hakt, es kneift, aber nix greift zusammen. Das alte Puzzle will irgendwie nicht mehr zusammenpassen.

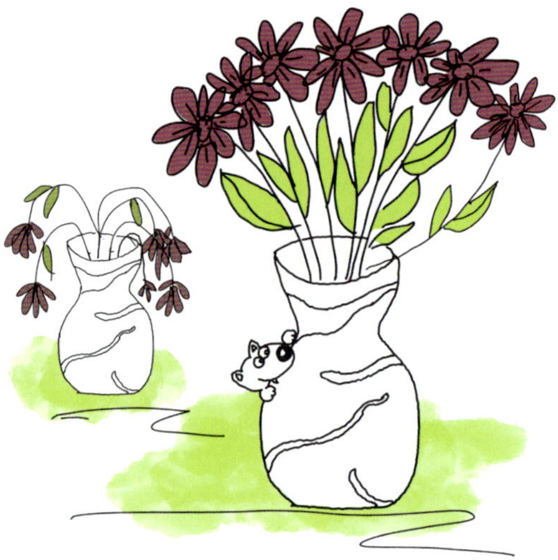

Das müssen wir jetzt aushalten. Unser altes Leben ist nicht mehr so, wie wir es kannten. Wir sind quasi einmal komplett umgestülpt worden. Nicht schön, doch Hand aufs Herz: nicht mehr zu ändern. Das geht vermutlich allen Schnieptrötenpatienten so.

Doch was wir ändern können ist unsere Einstellung zu unserem neuen Erscheinungsbild. Was wäre, wenn wir die Narben, die das Leben uns zugefügt hat, nicht mehr schamvoll verstecken müssten? Dazu möchte ich dir von Kintsugi erzählen:

KINTSUGI

In Japan gibt es eine ganz wunderbare Reparaturmethode für kaputte Gefäße. Keramik- oder Porzellanbruchstücke werden mit einer besonderen Kittmasse verklebt, in die feinste Metalle eingestreut werden: Gold, Silber, Platin. Das, was es so faszinierend macht: Der „Fehler" steht im Zentrum, er wird liebevoll hervorgehoben. Etwas ganz Neues entsteht. Meister dieses Handwerks verfügen über die Fertigkeit, aus Scherben Kunstwerke zu schaffen, die noch kostbarer sind als die ursprünglichen Gegenstände. Die Bruchstellen werden nicht vertuscht, sondern vergoldet und in ihrer ganzen Schönheit inszeniert.
Kintsugi hilft uns dabei, die Scherben aufzusammeln und sie achtsam zu einer ganz neuen Form zusammenzusetzen. Und es zeigt uns, wie wir uns nach Niederlagen ein neues Leben aufbauen, das noch kostbarer ist als das alte.

Ein kleines Gedankenexperiment

1. Was möchtest **du** gerne sein?
2. Wie willst **du dich** sehen?
3. Wie willst **du** von **dir** wahrgenommen werden?
   Als die kaputte Vase, krumm und schief, mit Pattex geklebt? Und als „noch zu schade zum Wegwerfen“ ganz nach hinten in den Schrank verstaut? Oder als ein in der Kintsugi-Technik neu erstandenes Blumengefäß, das bald mit Würde und Stolz von seinen Erlebnissen erzählt?

Deine Geschichte,
Deine Erlebnisse,
Deine Entwicklungen – in Gold sichtbar gemacht
und als das hervorgehoben, was sie sind:
etwas Bemerkenswertes und Besonderes

Du kannst daran werkeln, demnächst voller Stolz vorne im Schrank zu stehen. Du bist für neue, bis dato in deinem Leben noch nicht da gewesene Abenteuer bereit.

Sich den Kopf leerschreiben

Da sich nach einer Doof-Diagnose so viele Schreckensnachrichten in unserem Oberstübchen knubbeln, tun wir gut daran, dieses Gedankenchaos so gut es geht zu bändigen. Das geht am besten, wenn wir uns ganz banal etwas zu schreiben nehmen: Ein – bitte möglichst hübsches – Notizbuch und einen gut schreibenden Lieblingsstift.

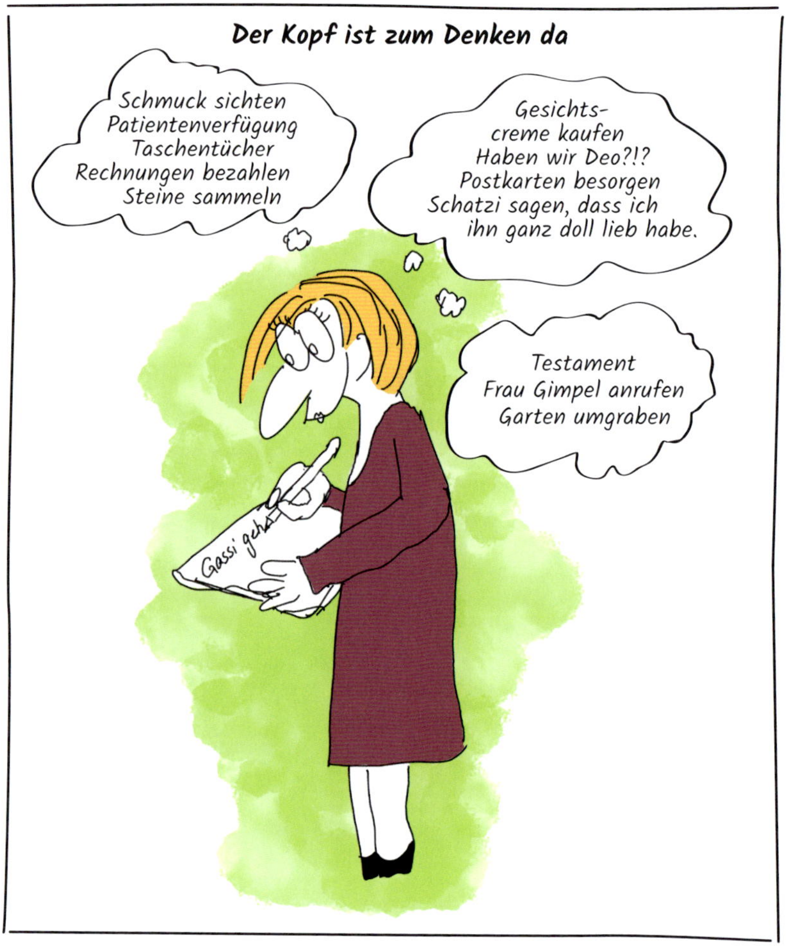
Der Kopf ist zum Denken da
Schmuck sichten
Patientenverfügung
Taschentücher
Rechnungen bezahlen
Steine sammeln
Gesichts-
creme kaufen
Haben wir Deo?!?
Postkarten besorgen
Schatzi sagen, dass ich
ihn ganz doll lieb habe.
Testament
Frau Gimpel anrufen
Garten umgraben
Gassi geh

Beim Schreiben erlangen wir ziemlich schnell das Gefühl, einen Verbündeten zu haben. Ob es der fiktive Leser aus der neuen Zukunft ist oder jemand, dem wir uns anvertrauen – Schreiben hat absolut positive Auswirkungen auf unser Immunsystem. Das ist in rund hundertfünfzig Studien untermauert worden – unfassbar, aber wahr. Es wirkt sehr wohltuend bei Erkrankungen und kann depressive Symptome lindern. Diese Chance sollten wir unbedingt nutzen!

„So viel geht mir durch das Oberstübchen. Mir platzt der Kopf. Überall lose Enden ... Wo fange ich bloß an?"

Ich habe mir angewöhnt, mir in regelmäßigen Abständen den Kopf leerzuschreiben. Alles, wirklich alles, was mir durch den Kopf schwirrt, schreibe ich auf. Ich wiederhole: wirklich ALLES. Ohne nachzudenken. So, wie es mir durch meine Gedanken purzelt: Kaffee kochen, Testament machen, Krankenkasse anrufen, Medis einnehmen, Müll runterbringen, Desinfektionsmittel besorgen, Putzfrau absagen, Schwiegermutter anrufen, Klo putzen, Hunde füttern, Onkologen anrufen wegen CT-Termin, Blumen gießen, Rasen mähen, Hausratsversicherung bezahlen, Socken und Schlüpfer in die Schubladen, Staubsaugen, Was essen wir am Wochenende?, Einkaufen, Leergut wegbringen, Geschenk für Nele, KK-Unterlagen wegheften, Hometrainer aktivieren, Gassi gehen, Kaffee kaufen (oder war das der Tee?), Kontoauszüge sortieren, Käse? Käse!, Geburtstagskarte schreiben und abschicken, Treppenhaus wischen ...

Ich schreibe alles einzeln untereinander, Punkt für Punkt, ohne Ordnung. Das mache ich so lange, bis mir nichts Neues mehr einfällt. Das kann zehn Minuten dauern oder eine halbe Stunde – das ist egal. Es geht so lange, wie es braucht. Wenn mir später noch was einfällt, schreibe ich es einfach dazu. Und wenn im Eifer etwas doppelt oder dreifach auftaucht, macht das auch nix. Es ist eher ein Hinweis, dass es sich wohl nach vorne drängeln möchte – wahrscheinlich aus gutem Grund.

Manchmal, aber auch nur, wenn es mich wirklich zwickt, wenn ich echt noch Lust habe, mache ich mich daran, das Ganze in ein paar Unterlisten zusammenzuführen. Das ist aber für mich oft ein Schritt zu viel. (Aber manch einem hilft das. Mögliche Themen wären erfahrungsgemäß: Einkaufen, Haushalt, Familie, Arzt, Geld ...)

Es sind deine Notizen, mache dir einfach die Liste/n, die für dich passend ist/sind. Oder belasse es bei der „Universal-Liste". Oder mal so, mal so. Das darfst du entscheiden.

Wenn alles niedergeschrieben ist, stellt sich bei mir immer ein Gefühl der Befreiung und Erleichterung ein: Ich muss nicht mehr an alles denken. Ich weiß, nichts geht verloren, ich habe es ja notiert. Alles ist zu überblicken. Und es ist bearbeitbar. Nebenbei habe ich sogar eine Liste mit den Themen erstellt, die mich zurzeit umtreiben. In die kann ich alles, was nun zukünftig anfällt, nachtragen und habe eine prima Übersicht.

Buchtipp:
Angelika von Aufseß: Schreib an dich! 26 Arten, ein Tagebuch zu führen. Pattloch Geschenkbuch, 2015.

Worauf habe ich eigentlich Einfluss?

„Hilfe, ich habe einen Tumor in der Brust. Ich will den so schnell wie möglich weghaben!"

Es gibt im Leben immer Dinge, die uns Sorgen machen, über die wir uns lautstark aufregen, die uns unbändig nerven, die uns, so meinen wir, fertigzumachen versuchen. Dazu gehört leider auch die Schnieptröte. Und auch das Wetter. Diese Dinge liegen im „circle of concern" oder „Betroffenheitsbereich" (nach Stephen R. Covey). Das ist ein Bereich, auf den wir im Grunde keinerlei Einfluss haben. Ich kann mich schwarzärgern, dass sich da ein wütender Griesgram in mir eingenistet hat, kann mich fragen, wer Schuld daran hat oder jemanden beschimpfen. Aber ich kann selbst keinen Einfluss darauf nehmen, dass er da nun mal hockt.

Genauso gut kann ich stundenlang über das Wetter schimpfen – ändern wird sich nix. Höchstens meine Laune, die immer schlechter wird. So weit, so ungünstig.

Zum Glück gibt es auch einen „circle of influence" oder „Einflussbereich". Das ist der Bereich, auf den ich sehr wohl Einfluss nehmen kann. Hier bin ich „selbstwirksam". Zu ihm gehört alles, was ich aktiv verändern kann. Anstatt mich darüber aufzuregen, dass es heute den ganzen Tag regnet, kann ich es einfach hinnehmen (ich kann ja eh nix daran ändern) und es mir drinnen gemütlich machen. Soll es doch draußen regnen, egal. Das wird es auch tun, wenn ich mich aufrege. Dann kaufe ich mir heute eben ein paar schöne Blümchen, stelle sie mitten auf den Esstisch und freue mich jedes Mal, wenn ich zum Tisch schaue. Und dass da ein Tumor in mir hockt, wird sich mithilfe meines Ärzteteams ebenfalls ganz bald verändern. Das Coole daran ist: Je mehr wir unseren Einflussbereich nutzen, desto größer wird er.

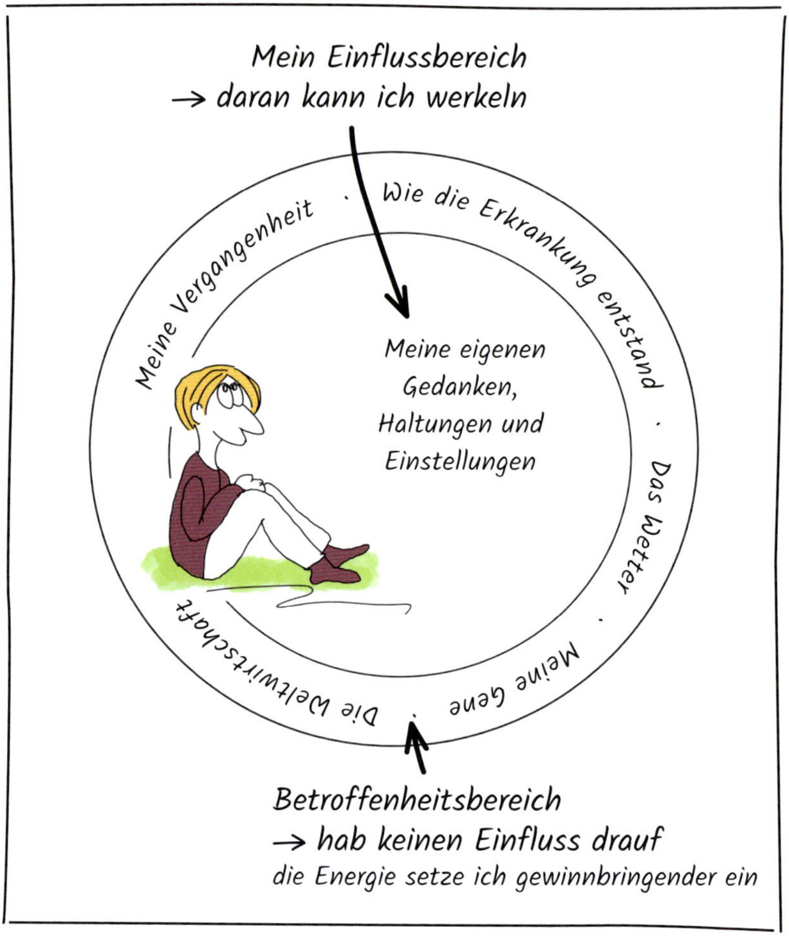

Bevor es hier weitergeht, lohnt es sich, kurz innezuhalten und sich zu fragen:

1. Kann ich die Situation beeinflussen?
2. Und wenn ja, zu einem Aufwand, der es mir wert ist?

Viele schimpfen stundenlang über Dinge, die sie nicht ändern können. Für mich ist das Energieverschwendung. In der Zeit, die andere mit

Schimpfen verbringen, gehe ich lieber ein Eis essen oder lese in einem schönen Roman.

Hier habe ich eine wunderbare Übersicht, was wir für uns selbst tun können: Das „Centering-Modell" aus dem Jahr 1991 hat sieben Lebensbereiche, die um einen gemeinsamen Mittelpunkt angeordnet sind. In der Mitte wird die Person selbst dargestellt. Ringsherum sehen wir all die wunderbaren Möglichkeiten, die wir zur Verfügung haben.

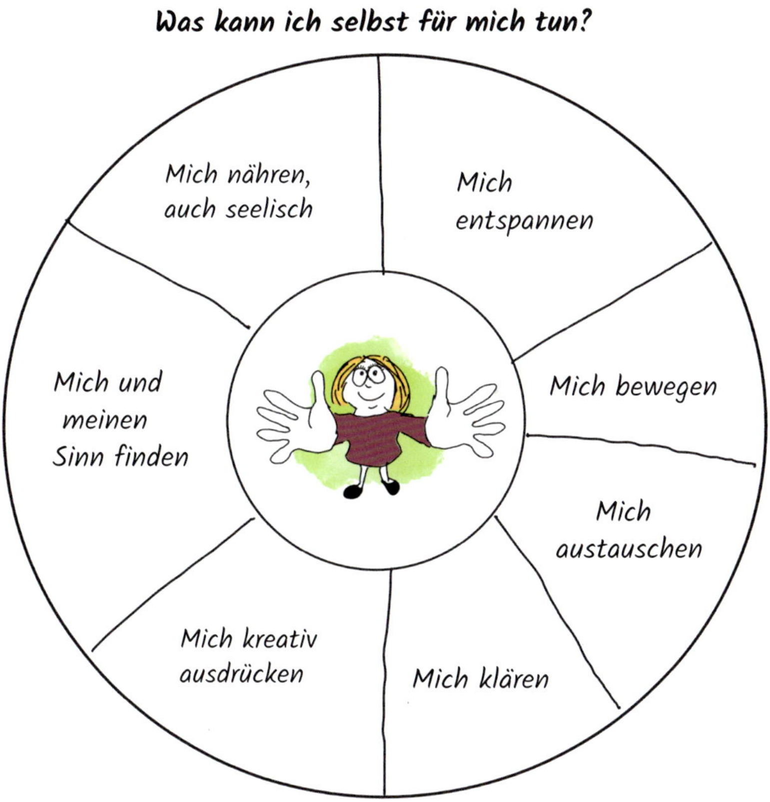

Nach: Gesellschaft für Biologische Krebsabwehr e.V., www.biokrebs.de/therapien/seele-und-koerper/was-kann-ich-selbst-tun

In welcher Phase befinde ich mich?

Durch die Erkrankung wird ganz automatisch eine neue Lebenssituation in unser Leben geholt – ob wir es wollen oder nicht. Nun haben wir folgende Aufgabe zu lernen: Wie kann ich es gut schaffen, mit dieser neuen und delikaten Situation umzugehen?

1. Ich möchte **meinen persönlichen Weg** in der Krankheit finden.

2. **Ich trage meinen Teil** zur Krankheitsbewältigung **bei!**

3. Ich lerne, mit den krankheitsbedingten Belastungen so umzugehen, dass sie **so günstig wie möglich** für mich sind.

4. Ich kann **meine ganz persönlichen Kräfte** aktivieren – zur **Bewältigung** der Krankheit!

5. Ich will vor allem, dass ich ein mündiger Patient bin, der **eigene Ziele** entwickelt.

6. Ich will die **Mitverantwortung** für mich und meine Erkrankung übernehmen.

7. Ich will vorhandene **Ressourcen nutzen und neue aufbauen,** um die neuen Situationen **erfolgreich zu meistern.**

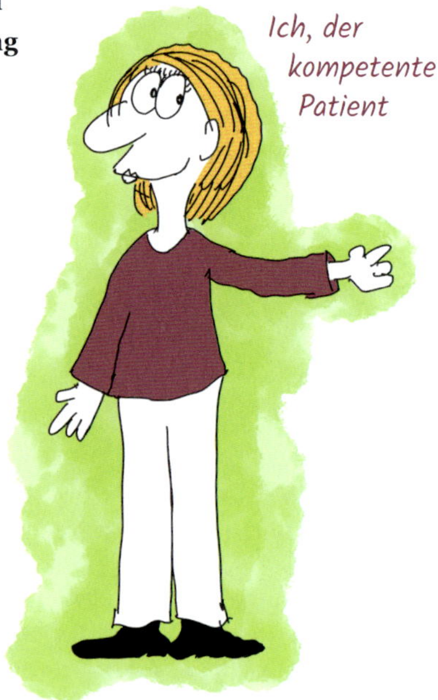

Hier habe ich ein Beispiel gefunden, bei dem es um Frauen mit einer Brustkrebserkrankung geht (vgl. Kappauf und Gallmeier, 2002). Ich finde es ganz praktisch, zu erforschen, wo man sich gerade befindet:

1. **Zeitraum unmittelbar vor und nach der Diagnose:** Viele trauern um ihre Unschuld. Um das Lebensgefühl, sich unverwundbar zu fühlen und auch irgendwie unsterblich zu sein.

2. **Zeit der kurativen oder palliativen tumorspezifischen Behandlung:** Hier wird oft der Verlust des Alltags betrauert: Organe weg, Haare weg, Lymphstau tritt auf, Chemodemenz tritt auf und was sonst noch alles so drückt.

3. **(Frühe) Zeit nach erfolgreicher Behandlung:** Hier tritt oft die „Progedienzangst“ auf und diese ständige Selbstbeobachtung des Körpers. Sind das noch Nebenwirkungen oder ein Zeichen vom Fortschreiten der Erkrankung? Körper, Geist und Seele scheinen noch nicht wieder gesund zu sein.

4. **Situation bei erfolgloser Primärtherapie oder einem Rückfall:** Wird ein Rezidiv festgestellt, werden Albträume wahr. Alles noch mal von vorn? Schon wieder muss mit einer Therapie begonnen werden (sofern ich das will). Was ist, wenn die Doofmannsgehilfen weiter wachsen?

5. **Zeitraum des Fortschreitens der Krankheit bis zum Tod:** Hier kann eine wunderbare Tür geöffnet werden: Ich schaue einfach, was mir das Leben bringt. Ich mache nur doch das, was mir gefällt. Und ich suche Sinn, indem ich z. B. anderen helfe.

6. **Situation der „Nachsorge“, längere Zeit nach der Primärbehandlung:** Behandelnde können ein gutes Gegenüber sein und helfen, weiterzuleben.

Mit dieser Beispielzeichnung bekomme ich einen Überblick, was ich als Nächstes zu tun habe. Ich erkenne, ob ich lediglich „belastet“ oder bereits „bedroht“ bin:

Ein Ereignis einordnen können:

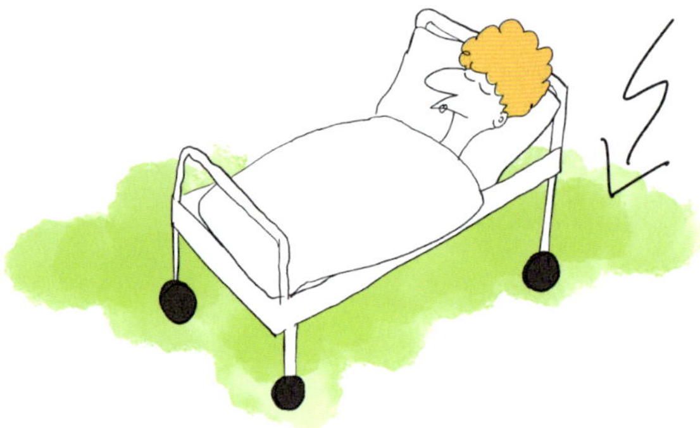

1) Bin ich bedroht? — z. B. Darmverschluss

Bin ich „nur“ belastet? — z. B. Pleuraerguss.

2) Ist die Situation veränderbar?

Ja

- Jetzt? → Schritt für Schritt umsetzen
- Später → planen

Nein

- ☐ Ich lerne, es zu akzeptieren
- ☐ Ich suche das Gute im Schlechten
- ☐ Ich hole mir Hilfe
- ☐ Ich lenke mich ab
- ☐ Ich pflege Humor

Glücklich sein mit Schnieptröte

Wir streben nach Glück. Ständig. Überall. Wir wünschen uns Glück per Postkarte, Kaffeetasse oder Kalenderblattweisheit. In Studien wurde herausgefunden, dass es sogar Menschen mit einem angeborenen Glücksgen gibt. Das Gute daran: Selbst wenn wir nicht mit einem Glücksgen beschenkt wurden oder gerade eine Depression haben, sind wir weder unseren Genen noch dem Glückscocktail in unserem Kopf hilflos ausgeliefert. Es geht auch nicht darum, alles Negative auszublenden. Es geht darum, nicht im Negativen hängenzubleiben und wieder einen Ausgleich zu schaffen – wieder die andere Seite zu sehen.

> Was ist Zufriedenheit? Ein kurzer Moment, bevor man zufriedener sein möchte.
>
> *Don Draper in der Fernsehserie Mad Men*

Hier ein paar Gedanken über das Glück:

- Glück ist Biochemie.
- Es gibt natürliches und drogeninduziertes Glück. Der Kick durch Drogen ist nicht so komplex wie das „echte“ Glück.
- Glück hat ganz viel mit Lernen zu tun.
- Wir wollen Schmerz und Leid vermeiden, jedoch viel Belohnung in Form von Glück naschen.
- Glück ist ein Signal, das uns sagt „Hey, dieses Verhalten will ich noch mal erleben“.
- Zufallsglück (Lottogewinn) lässt sich nicht lernen.
- Unser emotionales Wohlbefinden hängt nicht davon ab, dass wir frei von Unglücksgründen sind.
- Ob jemand glücklich ist, weiß nur der Betreffende selbst.
- Das Belohnungsglück muss nicht immer sofort eintreten, wir können unser Glück auch aufschieben – Stichwort: Vorfreude

- „Die Lust des Essens, des Trinkens, auch die des Bettes ist ein schöner Moment, ein Hochgefühl, eine selige Erfahrung, aber sie hält nicht vor, das gehört zu ihrem Wesen." (Wilhelm Schmid, Philosoph)
- Was unser Gehirn mal als Glücksmoment abgespeichert hat, wiederholen wir gerne. Vermutlich bin ich daher ein Schokoholic, über 50 Jahre auf Vollmilchschoki trainiert.
- Wenn nach „Glück" gefragt wird, kann auch „Sinn" gemeint sein.

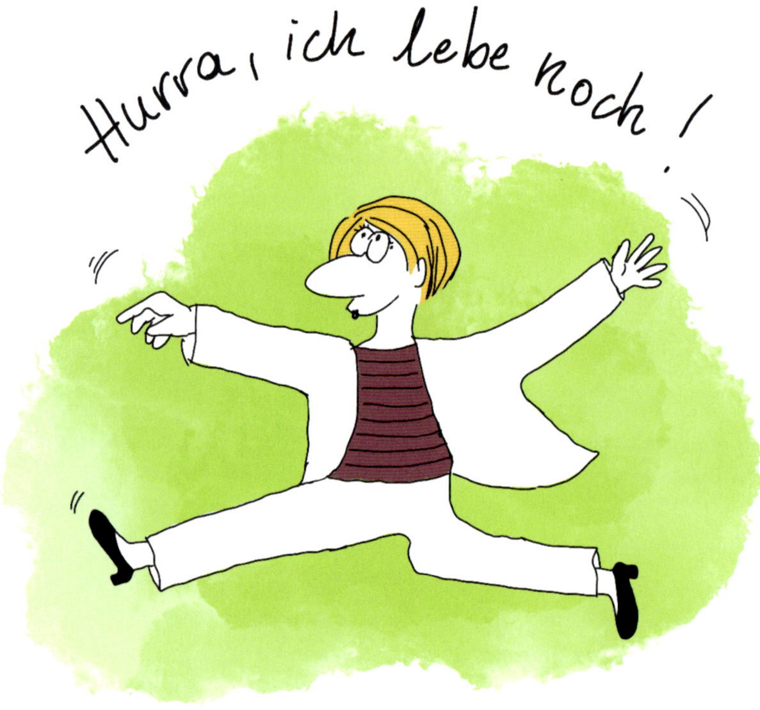

Der wichtigste Trick, um glücklich zu werden, ist zu realisieren, dass dein persönliches Glück eine Wahl ist, die du triffst und eine Fähigkeit, die du entwickelst. Du triffst die Entscheidung, glücklich zu sein und dann arbeitest du daran.

Naval Ravikant, Unternehmer

Beispiel: Wenn ich in meinen Lesungen ein bestimmtes Kapitel vorlese, weiß ich, dass das Publikum lacht. Das macht mich glücklich. Also lese ich dieses Kapitel bei jeder Lesung vor, weil es mir so guttut. Und dem Publikum auch. Ich erheitere gerne Menschen – und somit auch mich.

Aus psychologischer Sicht gibt es übrigens **drei subjektive Sichtweisen** auf das Glück:

- Das Zufallsglück: Der Zufall ist mir wohlgesonnen.
- Das Wohlfühlglück: Ich fühle mich gut (Hedonismus).
- Das Glück der Fülle: Ich fühle mich gut und tue etwas Sinnvolles, auch wenn das Leben seine Polarität einfordert.

Fühlen wir uns gut, dann packen wir Dinge an: Wir gehen neue Herausforderungen an, wir gehen auf Menschen zu. Es motiviert uns, etwas zu tun. Wenn wir etwas Sinnvolles tun, mit Menschen in einer Gemeinschaft leben und das Bedürfnis haben, etwas für andere zu tun, ist das ein ganz wichtiger Bindestoff für die Gemeinschaft. Es gibt somit eine große soziale Komponente des Glücks.

> Die Wahrheit ist: Es gibt keine verbindliche, einheitliche Definition des Glücks. Was darunter zu verstehen ist, legen letztendlich Sie selbst für sich fest.
>
> *Wilhelm Schmid: Glück: Alles, was Sie darüber wissen müssen, und warum es nicht das Wichtigste im Leben ist. Insel Verlag, 2007.*

Man nennt das in der Psychologie „Reframing" oder auch „Neubewertung". Ich nenne es seit meiner Erkrankung **„Das Gute im Schlechten finden"**. Das erfordert eigenes Zutun, das kann man leider nicht einfach mal so eben im Hirn einschalten. Es ist, wie vieles, ein Prozess. Um das zu lernen, kann ich mir einen Berater nehmen, einen Coach, eine Psychoonkologin und mit deren Hilfe üben, die Dinge auf den Kopf zu stellen, sie aus einem anderen Blickwinkel zu sehen.

> Es gibt Naturtalente, die kommen irgendwohin und verbreiten gute Laune. Und es gibt Naturtalente, die verbreiten gute Laune, egal von wo sie weggehen.
>
> *Eckart von Hirschhausen, Comedian*

Der Glücksforscher Prof. Dr. Karlheinz Ruckriegel berichtet: „Wenn wir im Stau stehen und uns so richtig ungut in die Situation hineinsteigern, dann holen wir uns definitiv keine persönliche Zufriedenheit in den Moment – sondern das Gegenteil: eine richtig große Portion Unglück." Der Witz: Das machen Menschen täglich. Mehrfach. Andauernd. Sie pumpen sich – bewusst und unbewusst – voll mit Unglücksmomenten. Und das, obwohl sie meistens keinen Krebs haben!

Wir können das auch andersherum trainieren: Wir können zwar nicht alles ändern, aber vieles. Es geht doch um etwas ganz anderes. Jetzt, wo ich seit mehreren Jahren Schnieptrötenpatientin bin, trainiere ich seit ebendiesem Zeitpunkt, mich an die jeweilige Situation anzupassen. Bekomme ich ein doofes MRT-Ergebnis, versuche ich zusammen mit meinem Mann das Gute im Schlechten zu finden. Bisher haben wir es immer geschafft, auch wenn wir uns fragten, wie das bitte schon wieder gehen soll.

> [...] mir ging seine Politik der Angst und des Vorwurfs auf die Nerven.
>
> *Adriana Altaras: Titos Brille: Die Geschichte meiner strapaziösen Familie. FISCHER Taschenbuch, 2012 (9. Aufl.).*

Ich habe gelernt, achtsam zu sein für das kleine Glück: den Schmetterling, der durch den Garten flattert, die Tasse Kaffee, die ich zum Frühstück genieße, das wohlige Einschlafen unter meiner „Therapiedecke“ – das ist eine ganz schwere Decke, unter der ich wie ein Baby schlummere. Und ich schreibe zweimal am Tag in mein Dankbarkeitstagebuch, was an diesem Tag schön war. Stück für Stück hat sich so mein Verhalten geändert. Dadurch änderten sich automatisch die Reaktionen meines sozialen Umfelds. Und plötzlich habe ich einen neuen Kreislauf ins Leben gerufen, der mir und den anderen guttut. Ich habe die Kompetenz, mich glücklicher zu fühlen. Daher übe ich es jeden Tag. Es ist mir wirklich in Fleisch und Blut übergegangen, was ich echt nie erwartet hatte.

> Die Menschen werden vergessen, was du gesagt hast.
> Die Menschen werden vergessen, was du getan hast.
> Aber die Menschen werden nie vergessen, wie sie sich in deiner Gegenwart gefühlt haben.
>
> *Maya Angelou, Schriftstellerin*

Frei von Unglück ist niemand. Und Dauerglück kann es nicht geben – weil es dann kein Glück mehr wäre. Wir hätten schlichtweg keinen Ansporn mehr, etwas zu tun.

Hier ein paar Beispiele, wann Glücksgefühle bei mir entstehen

Ich finde einen leckeren Schokoriegel im Schrank, den ich total vergessen hatte.

Im Café sitzen und Leute beobachten.

Wenn mir jemand Blumen schenkt und auch, wenn ich mir selbst welche schenke.

Wenn das im Restaurant ausgewählte Essen so schmeckt, wie ich es mir vorgestellt habe.

Unterm Walnussbaum auf meiner alten Liege liegen und was Schönes lesen.

Wenn ein Marienkäfer auf mir landet.

Ein frisch angespitzter Bleistift.

Wenn jemand beim Witzeerzählen lacht und das witziger ist als der Witz selbst.

Ein frisch aufgeladenes Handy (100 %).

Wenn mein Mann und ich zeitlich das Gleiche sagen (kommt sehr oft vor, dann sagen wir: „Noch ein Jahr, das wir zusammen verbringen.")

Morgens ausschlafen und im Bett frühstücken.

Ein tolles Frühstücksbuffet im Hotel genießen können.

Eine Mücke erwischen, die mich vorher geärgert hat.

Wenn ich Sommersprossen im Gesicht kriege.

Mit meinen Hunden auf dem Sofa liegen und sie schnarchen zu hören.

Ziemlich weit vorne in einer Schlange stehen und denken: „Haha, ich bin gleich dran!"

Ein Glas eiskalte Orangina trinken.

Einen Song hören, bei dem ich gleich weiß: Wir werden gute Freunde!

Den Geruch von Regen am Strand wahrnehmen.

Geld in einer Hose finden, die ich lange nicht anhatte.

In ein warmes, mit Butter bestrichenes Brot beißen.

Am nächsten Tag die Reste vom Vortag aufmampfen, die echt lecker waren.

Mich mit einem kratzig-harten Handtuch abtrocknen (ich mag das einfach).

Einen unverhofften Rabatt an der Kasse abstauben.

Mich erfolgreich an einer Stelle kratzen, die ganz schnell zu jucken aufhört.

Wenn all meine Sachen in einen Koffer passen, ohne, dass ich stopfen muss.

Aufwachen und merken: Geil, heute hab' ich frei! Ich habe keinerlei Verpflichtungen.

In einer fremden Umgebung auf Motivsuche gehen und lustige Fotos machen.

Auf einem Gruppenfoto richtig gut aussehen.

Den Kartoffelsalat meines Mannes essen.

Mit einer scharfen Schere durchs Papier gleiten.

Vor dem lodernden Kaminofen sitzen und stundenlang reingucken.

Meinen Haustürschlüssel wiederfinden, den ich ewig vermisst habe.

Und jetzt du!

Überlege doch mal, welche kleinen Momente dir ein Glücksgefühl schenken. Lass dir Zeit; du kannst deine Notizen jederzeit ergänzen, sobald dir etwas einfällt.

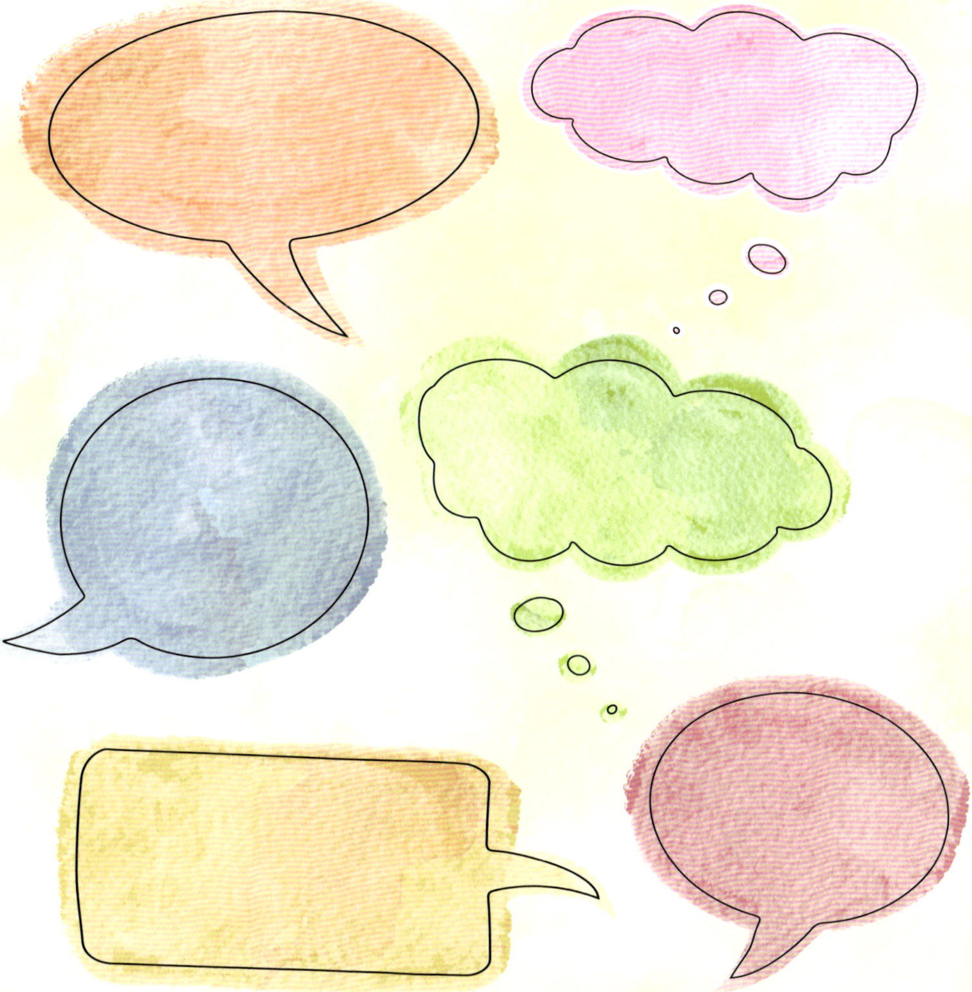

Buchtipps:

- *Lisa Swerling & Ralph Lazar: Happiness is ... 500 things to be happy about. Chronicle Books, 2014.*
  (Ein Buch, das so dermaßen freundlich und niedlich gezeichnet ist. Es zeigt auf wunderbare Weise, wie das kleine Glück in unser Leben kommt – wenn wir üben, es zu bemerken.)
- *Gina Schöler: Das kleine Glück möchte abgeholt werden: 222 Anstiftungen vom Ministerium für Glück und Wohlbefinden. Campus Verlag, 2016.*
  (Hier gibt es 222 kleine Dinge, die uns zeigen: Hey, das ist das kleine Glück!)

Rollen klären

Was habe ich eigentlich für Rollen, die mich aktuell in meinem Leben beschäftigen? Es lohnt sich, genauer hinzuschauen. So kannst du entscheiden, welche Rolle du gerade überhaupt nicht gebrauchen kannst und welche besonders gut.

Rollenklärung

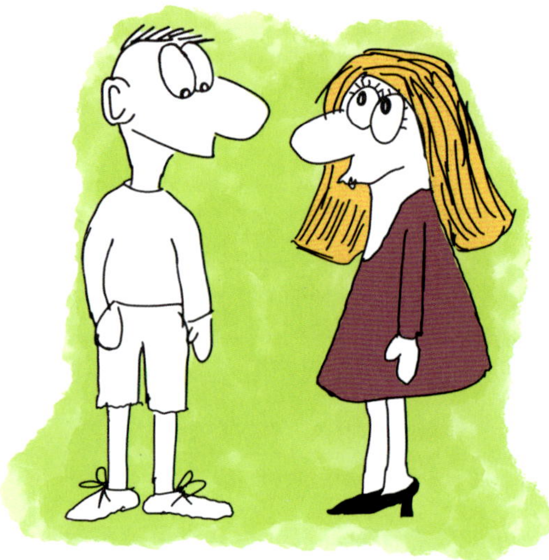

In den letzten vier bis fünf Jahren haben sich meine Rollen stark verändert. Sie wechselten innerhalb eines Jahres locker hin und her. Ich versuche mal, in vier Beispielen wiederzugeben, was ich an einzelnen Stationen in Bezug auf meine Rollen erlebt habe.

Kurz vor der Diagnose

Vor der Diagnose war ich voller Tatendrang, hatte neue Projekte am Wickel und dachte voller Vorfreude an das Erscheinen meines ersten Buches *Hochsensibel durch den Tag*. Ich hatte irre viel vor. Alles schien möglich!

Ehepartnerin ♡	Freundin	Chefin (Ich bin ja meine eigene Chefin) ♡
Kollegin	Dienstleisterin ♡	

Kurz nach der Diagnose

Nach der Diagnose war nichts mehr wie vorher. Zwar war ich meinem Mann immer noch total verbunden, allerdings war ich plötzlich nur noch mit mir beschäftigt. Alle anderen Rollen waren mir nur noch unheimlich. Wie sollte ich das jemals schaffen? Was war mit meinem Buch? Mit meinen Projekten? Mit meinen Plänen?

Ehepartnerin ♡ ⚡	Patientin ⚡	Freundin ⚡
Dienstleisterin ⚡	Geliebte ⚡	Kollegin ⚡

Nach der Mitteilung, dass ich jetzt Palliativpatientin bin (ca. 1,5 Jahre nach der Diagnose)

„Och nö, schon wieder eine Chemo machen, ich kann nicht mehr …“ Das waren meine ersten Gedanken. So muss sich ein Kind fühlen, das seit einiger Zeit selbstständig aufs Klo geht, nun aber doch wieder ins Bett gemacht hat. Klar fühlte meine Seele wieder das ganze Programm …

Ich sah mein neu etabliertes Business wegschwimmen – ich hatte mir gerade ein hübsches Büro zu Hause eingerichtet, in dem ich auch coachen konnte. Als Kollegin, die mit einem tollen Kollegen zusammenarbeitete, sah ich unsere gemeinsam akquirierten Aufträge wegfallen.

Als „Vereinsmitglied Eierstockkrebs“ war ich noch zu neu, um mich positionieren zu können, hatte mich aber zur Leitung in Hamburg überreden lassen.

Ehepartnerin ♡	Patientin ⚡	Freundin ⚡
Dienstleisterin ⚡	Kollegin ⚡	Vereinsmitglied (Eierstockkrebs e.V.)

Aktuell, während ich das hier schreibe

Ich bin mittlerweile im „Hedonistenstadium“ angekommen und genieße, was geht. Ich mache nur noch Dinge, die mir gefallen. Als Patientin lasse ich wohl oder übel auch doofe Dinge über mich ergehen. Zum Beispiel war ich dieses Jahr schon das dritte Mal im Krankenhaus: Darmverschluss, Doofmannsgehilfen im Oberstübchen, schlecht Luft kriegen. Dennoch genieße ich jede einzelne Sekunde, die mir Gutes verspricht. Im Verein bin ich zwar noch, aber ich habe die Leitung abgegeben. Das tut mir sehr gut. Ob ich überhaupt noch Lesungen oder Coachings anbieten kann, weiß ich zu diesem Zeitpunkt noch nicht.

Patientin	Ehepartnerin ♡	Freundin ♡
~~Dienstleisterin~~	~~Vereinsmitglied (Eierstockkrebs e.V.)~~	

Ich finde, sich über die eigenen Rollen klar zu werden, schafft erst mal einen guten Überblick. Und spannend ist auch, das mit seinem Lebenspartner zu machen. Auch für sie oder ihn wird sich ja vieles ändern.

Jetzt bist du dran!

Schau doch mal, welche Rollen du gerade innehast!

(Ehe-)Partner/in	Freund/in	Chef/in
Kollege/in	Dienstleister/in	Schüler/in
Student/in	Nachbar/in	Familienernährer/in
Projektleiter/in	Pflegende/r Angehörige/r	Patient/in
Geliebte/r	Tochter/Sohn	Vereinsmitglied
Kirchenmitglied	Vermieter/in	Auszubildende/r
...	...	...

- Welche der oben genannten Rollen habe ich? Welche fehlen noch (bitte ergänzen)?
- Welche Rollen machen mir in meiner jetzigen Situation angenehme Gefühle (mit Herz kennzeichnen)?
- Welche eher unangenehme (einen Blitz daneben malen)?
- Welche Rolle möchte ich abgeben (durchstreichen)?
- Welche zusätzliche Rolle will ich noch übernehmen? Ist die Rolle in meiner jetzigen Situation noch wichtig (Hand-aufs-Herz-Frage)?

Dankbarkeit üben

„Da war heute ganz viel Schönes dabei." Das sage ich mir fast jeden Abend. Mein Geheimnis ist, dass ich mir morgens und abends aufschreibe, wofür ich in diesem Moment dankbar bin. Auch und gerade an Tagen, an denen ich eigentlich der festen Überzeugung bin: Ist alles ganz schön blöd gewesen heute!

Ich habe festgestellt, dass es sich für mich sehr lohnt, einen bewussten Blick zurück zu werfen und mir schriftlich jeden Tag immer wieder dieselben Fragen zu beantworten. So rufe ich mir in Erinnerung, dass ich heute auch feine Dinge erlebt habe.

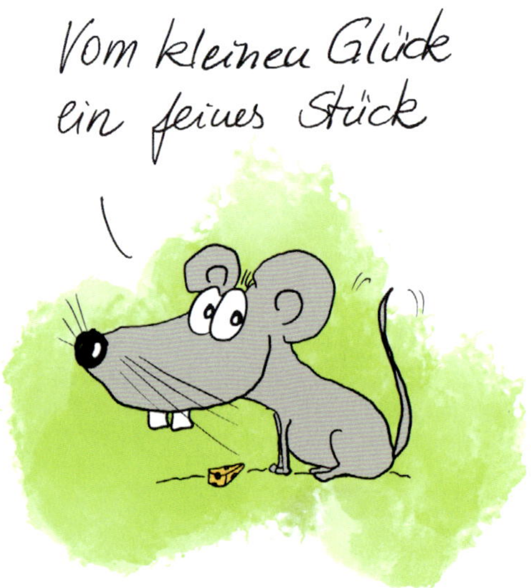

Was für ein Tag

Lange Zeit hatte ich meinen Fokus darauf, was alles nicht glattlief oder was ich mal wieder falsch gemacht habe. Das habe ich von meinen Eltern gelernt. Aber das war nicht gut! Und es tat mir auch nicht gut. Doch Hand aufs Herz: Das kann ja nur die halbe Wahrheit sein. Es muss ja auch eine ganze Menge gut gegangen sein. Sonst hätte ich ja nicht bis hier überlebt.

> Das Leben ist voller Sinnlichkeit, wenn die Sinne wach sind.
>
> *Wilhelm Schmid: Die Fülle des Lebens: 100 Fragmente des Glücks. Insel Verlag, 2006.*

Das, was ich alles richtig und gut gemacht habe, fällt mir meistens gar nicht auf – wozu auch, hat ja geklappt. Nur leider merke ich mir die guten Dinge dann auch nicht. Um sich Gutes zu merken, muss es mindestens **zehn Sekunden** im Bewusstsein gehalten werden. Ich möchte mich also damit „dauerhaft verbinden“, indem ich den Gedanken vom Kurzzeit- ins Langzeitgedächtnis schaffe. Dazu ist es wichtig zu bemerken, dass ich Gutes erlebt und getan habe. Das sorgt für eine gehobene Gestimmtheit und schüttet Glückshormone aus. Und das ist was Feines.

> **Kleiner Dialog**
>
> „Was möchtest du denn mal werden?"
> „Ich möchte ein Hoffnungsfinder werden."
> „Ein was?"
> „Ein Hoffnungsfinder."
> „Und was ist das?"
> „Das ist jemand, der sich etwas so lange ansieht, bis er eine Hoffnung findet."
>
> *Michael Becker, Nachdenker*

Und wenn sich der Tag seinem Ende zuneigt, ist es ein sehr schönes Gefühl, mit einer Portion Glückshormone im Blut in die Daunen zu schlüpfen. So kommen noch einmal die guten Sachen des Tages für mehr als zehn Sekunden ins Bewusstsein.

Damit die Glückshormone auch tatsächlich auftauchen, gibt es eine ganz einfache Technik: Ich fülle mein Dankbarkeitstagebuch mit Antworten. Denn wenn man sich jeden Tag bewusst auf die positiven Dinge konzentriert und diese schriftlich festhält, wird man laut zahlreicher Studien generell optimistischer und läuft mit wesentlich besserer Laune durchs Leben. Und das ist doch für alle Beteiligten ein Gewinn!

Wie genau dein Dankbarkeitstagebuch aussieht, kannst du ganz allein bestimmen. Manche nehmen sich einfach am Ende des Tages ein paar Minuten Zeit und schreiben drei Stichpunkte auf, was sie am Tag Schönes erlebt haben und wofür sie besonders dankbar sind. Für mich ist das zum Beispiel die Sonne, die mir in der Mittagspause ins Gesicht schien oder die Kuscheleinheit mit meinen Hunden. Hast du vielleicht ein nettes Gespräch mit deinem Nachbarn geführt, an der Supermarktkasse jemanden vorgelassen oder einen Vogel beim Baden beobachten können? Es muss nichts Weltbewegendes sein – ganz im Gegenteil: Je unscheinbarer die Situation, desto größer ist in der Regel der Achtsamkeitseffekt.

Du kannst das Ganze noch erweitern, indem du dich auch morgens vor dem Start in den Tag hinsetzt und dir überlegst, was dir heute das Leben ganz besonders versüßen könnte. Ich für meinen Teil würde heute Abend absolut zufrieden ins Bett fallen, wenn ich ein weiteres Kapitel in meinem Buch fertig bekommen habe oder die Zeit finde, um die eine oder andere Seite in dem tollen Roman zu lesen, den ich mir vor Kurzem zugelegt habe. Auch positive Affirmationen und motivierende Sätze können dir direkt am frühen Morgen einen Booster für den anstehenden Tag mit auf den Weg geben. Schreibe auf, wie genial du bist, wie gut du dich fühlst und dass du allem gewachsen bist, was heute auf dich zukommt. Allein die Tatsache, dass du dir diese Formulierungen überlegst, helfen dir dabei, sie zu verinnerlichen.

Wenn du diese Routine in deinen Alltag integrierst und zu einer neuen Gewohnheit machst, wirst du schon nach kurzer Zeit die Resultate spüren können. Es macht auch nichts, wenn mal ein paar Tage Funkstille herrscht. Es kommt auf die Gesamtmenge an.

Dafür bin ich heute dankbar

Bei dieser Übung kannst du dich austoben – schreib alles Positive auf, was dir in den Sinn kommt: Was hat dich heute glücklich gemacht? Wofür (oder für wen) bist du dankbar? Wie kannst du dein eigenes Glück in die Hand nehmen? Und welcher tolle Satz ist heute dein Mantra?

Wenn jedes fallende Blatt leise „huiiii" rufen würde, was wäre das für ein lustiger Lärm da draußen ...

@Bluetenkelch auf Twitter

Alte Strukturen gehen ja leider nicht weg, aber du kannst sie Stück für Stück überschreiben, damit sie nicht mehr so ins Gewicht fallen. Auch, wenn sie ständig auf der Lauer sind, um dir in die Parade zu fahren, kannst du gegensteuern. Indem du regelmäßig aufschreibst, was heute schön war, setzt du immer wieder etwas dagegen. Selbst wenn du mal eine Weile in alte Muster zurückfällst und dir alles zwecklos vorkommt: Einfach anfangen, regelmäßig aufschreiben und irgendwann freuen, dass du neue Verbindungen angelegt hast. Immer wieder.

Über die Krankheit bloggen?

Mein Schreibcoach Gitte Härter hat in ihrem Blog ganz tolle Fragen gestellt, die mich tatsächlich sehr beschäftigt haben. Allerdings nachdem ich schon darüber gebloggt hatte (hust). Zum Glück war ich hinterher richtig froh über meine Antworten, haben sie mir doch gezeigt, dass es in meinem Fall goldrichtig war, es öffentlich zu machen. Es kann aber auch gut sein, dass am Ende rauskommt: „Nö, lass mal, ich hab' da momentan so überhaupt keinen Nerv drauf." Auch das ist völlig in Ordnung.

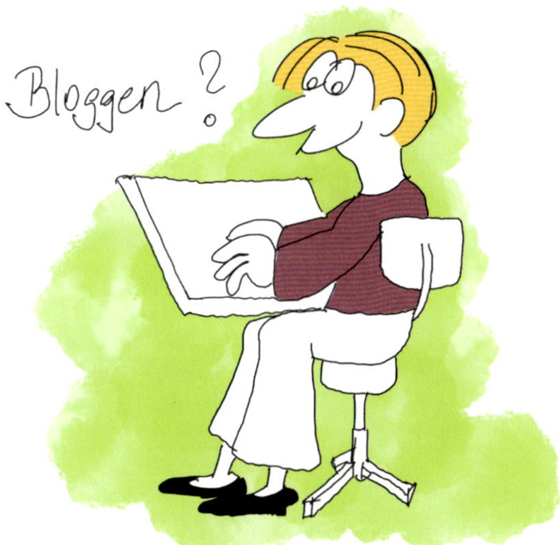

Bevor du dich fragst, ob du darüber bloggen bzw. dich „outen" möchtest, stelle dir am besten mal folgende Fragen:

Wen möchte ich in dieses sehr persönliche Thema einweihen?

Ist es gut für mich, wenn ich das, was mich gerade bewegt/beeinträchtigt/umtreibt, öffentlich mache?

Warum möchte ich mich „outen“?

Habe ich Kraft, Lust und Zeit, auf Nachrichten zu antworten?

Bin ich bereit für die Reaktionen, die kommen?

Mögliche Reaktionen könnten sein:
Ängste und Verzweiflung, die mit mir oder mit der anderen Person zu tun haben • Betroffenheit • Durchhalteparolen • Eigene Krankheitsgeschichten • Ernährungstipps • Ferndiagnosen • Horrorgeschichten • Interessierte und besorgte Nachfragen • Miterlebtes, das gut ausgegangen ist • Mitleid oder Mitgefühl • Wie-geht's-dir-denn-Fragen • Schulmedizinische und homöopathische Empfehlungen • Verhaltenstipps • Zuspruch

Lesetipp:
In meinem Blog findest du meine Antworten auf die Frage „Sich im Internet outen – ja oder nein?“

Freundschaften auf dem Prüfstand

Vermutlich wirst du – nach deiner Diagnose und im weiteren Verlauf – dein Umfeld, bestehend aus Verwandten, Freunden, Kollegen und vielen anderen, noch mal ganz neu kennenlernen. Und sie dich. Es wird in der Regel drei Fraktionen geben:

1. Kann damit umgehen
2. Kann nicht damit umgehen
3. Kann die erste Zeit damit umgehen, dann nicht mehr

Wenn die Schnieptröte wiederkommt oder wir von vornherein „palliativ" behandelt werden, wird es oft noch spannender.

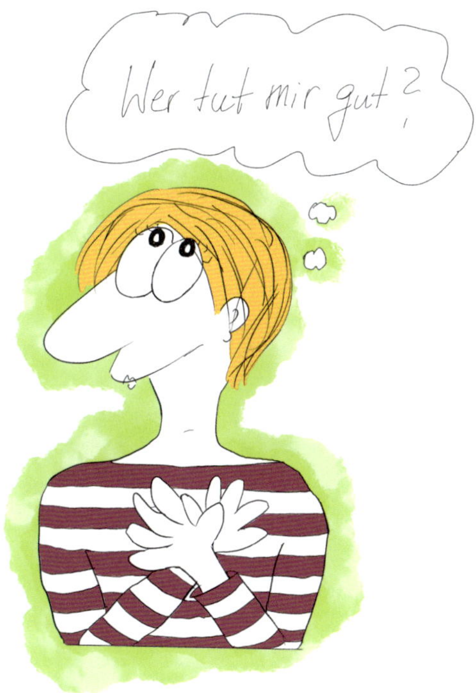

Ich möchte dir helfen, deinen Kreis besser kennenzulernen und die „Kann-damit-umgehen-Fraktion“ so zu nutzen, dass ihr alle was davon habt. Vor allem eine gute Zeit zusammen. Ich habe mir eine Tabelle gemacht, vielleicht hilft sie dir auch weiter.

Hilfreiche Sätze, mit denen du deinen Kreis besser kennenlernst

	Wenn ich im Vorfeld an die Person denke:	**Nachdem ich mich mit ihr getroffen habe:**
10	Besser geht es nicht.	Ich sprühe vor Energie.
9	Wunderbar!	Ich bin voller Tatendrang.
8	Ich finde, es könnte ziemlich gut laufen.	Ich bin über das Ergebnis begeistert.
7	Lass es uns probieren.	Einfach mal machen!
6	Bin ganz zuversichtlich ...	Das könnte was werden.
5	Läuft soweit ganz OK.	Nutzen und Preis halten sich die Waage.
4	Mit Augen zudrücken geht es.	Wenn es nicht anders geht, von mir aus.
3	Es holpert ziemlich.	Es kostet mich zu viel Energie.
2	Ziemlich mühsam, das hat keinen Zweck.	Nee, das wird nix, ich fühle mich hinterher ganz ausgelaugt.
1	Puh, ich lass das lieber ...	Bloß nicht, furchtbar!

In meinem Freundeskreis wissen alle, dass ich überhaupt nicht gerne telefoniere. Es stresst mich zu sehr. Das war schon bei meinen Eltern so, ich bin damit groß geworden. Es tut mir einfach nicht gut. Ich hatte mal eine Freundin, mit der ich sehr gut auskam. Sie versuchte allerdings immer wieder, mich anzurufen. Egal, ob ich es wollte oder nicht. Leider auch während meiner Erkrankung, besonders das erste halbe Jahr.

„Ich weiß, dass du nicht gern telefonierst, aber vielleicht gehst du ja heute mal ran.“

Nein, den Gefallen tat ich ihr mittlerweile nicht mehr. Zu groß war die Überwindung. Und dann noch in meiner gesundheitlichen Lage – das hat mich einfach nur überfordert. Ich war damals so verstört von ihren Anrufen, dass ich irgendwann nicht mehr rangehen mochte. Ich war sogar so verstört, dass ich drei von ihren Nachrichten gespeichert hatte und sie kürzlich auf meinem Rechner wiederfand. Eine davon war:

„Und dann, wenn ich frei habe und zum Hörer greifen würde, um Kontakt zu dir aufzunehmen, dann fällt mir ein, dass dich das belastet, aber die anderen Kommunikationsmittel mag ich nicht, ich mag den direkten Kontakt, und der geht gerade nur, wenn ich zu dir käme, und das ist gerade nicht drin.“

So weit, so gut. Der nächste Versuch:

„Und ich habe große Probleme, mich gegen die Geschichten hinter den Menschen um mich herum abzugrenzen. Insofern betrifft es auch deine Geschichte.“

Aha, kommen wir der Sache endlich näher ... Letzter Versuch:

„Hallo Bine, na? Ich dachte, ich versuch's einfach mal, vielleicht hab' ich ja Glück und du hast Lust zu reden. Ich hab' ... ich bin selbst kaum noch bei Facebook, es sei denn, ich guck in meinen Raucherpausen noch mal kurz drauf. Irgendwie ist auch im Moment viel zu tun. Ähm, genau. Deswegen les' ich jetzt auch gar nicht mehr explizit alles mit. Wenn es in meiner Timeline oben erscheint und ich es innerhalb einer Zigarettenlänge durchlesen kann, dann les' ich's durch. Und ich wollte jetzt einfach mal wieder anknüpfen und sagen: Hallo, wie geht's dir? Ähm, genau. Liebe Grüße erst mal auf diesem Weg und vielleicht schaffen wir es ja demnächst mal!“

Ich habe gemerkt, dass unsere Freundschaft an dieser Stelle ein Ende fand. Das war auch nicht wirklich schlimm, auch wenn es für mich ziemlich traurig war und ich eine ganze Weile damit schwanger ging. Und natürlich habe ich mich geärgert, dass sie sich ausschließlich telefonisch bei mir gemeldet hat. Ihr Wunsch zu telefonieren war für sie viel wichtiger als mir auf einem anderen Kanal wie WhatsApp zu begegnen. Dennoch: Ich war total froh! Wenn ich jetzt rückblickend darauf schaue, wie ich die Situation beurteile, sehe ich es so:

	Wenn ich an die Person denke:	**Nachdem ich mich mit ihr getroffen habe:**
3	Es holpert ziemlich.	Es kostet mich zu viel Energie.
2	Ziemlich mühsam, das hat keinen Zweck.	Nee, das wird nix, ich fühle mich hinterher ganz ausgelaugt.

Von daher lohnt es sich, seine Beziehungen immer mal wieder einem kleinen Check zu unterziehen.

Kluge Therapie-entscheidungen treffen

Ich weiß noch, wie ich bei meiner ersten „Schorle-Therapie" sehr unter dem „seifigen Bitterling" gelitten habe. Das war so ein Ekelgeschmack, der einfach tagelang nicht wegging und mir jedes Geschmackserlebnis vergällte. Ausnahme war mein Frühstück: ein kleines Spiegelei, eine Scheibe Buttertoast und eine Flasche Cola – mit extra viel Wach. Zum Glück bin ich inzwischen schlauer und weiß jetzt, wie ich mir viel schneller helfen kann. Zudem mache ich nur noch Therapien, die Folgendes möglich machen: Ich möchte möglichst beschwerdefrei essen können! Das ist das, was ich nach über 4,5 Jahren endlich weiß.

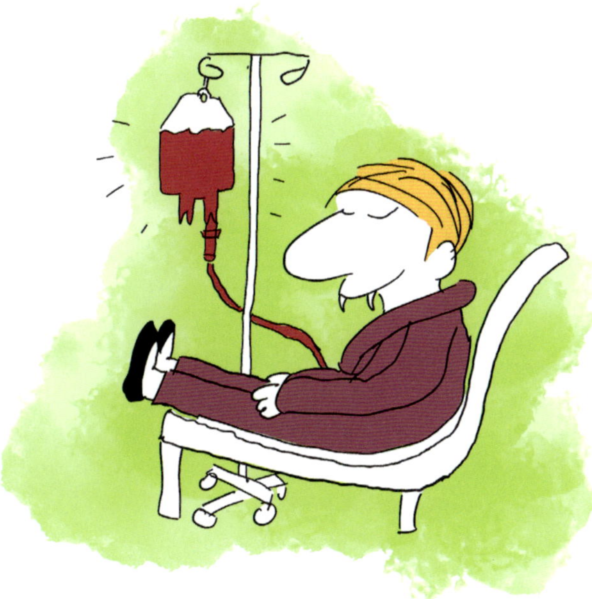

- Ich möchte mich **jeden Abend** aufs Frühstück freuen.
- Ich möchte mich jeden Vormittag auf meine Nachmittags-**Kaffeesause** freuen, die in der Regel aus einer Tasse Kaffee, einigen Keksen oder aus einem Stückchen Kuchen besteht.
- Ich will **nie mehr** den seifigen Bitterling im Mund haben!
- Ich möchte **genussvoll** mit Freunden essen gehen können.
- Ich will **gehoben gestimmt** sein und Lust auf Unternehmungen haben.

Fragen, die ich mir stelle:

1. Wie viele Tage bin ich bereit, auf obigen Genuss beim Essen zu verzichten?
2. Wo bin ich NICHT bereit für Abstriche?

Es gibt im Leben auch diese Momente: Du denkst, du hättest gerne einen Keks und merkst: Oh, ich habe Kekse da!

Meine Bekannte Sarah Lorenz

Und nun kannst du einmal schauen, was dir für deine Therapie wichtig ist. Am Anfang sind noch ganz andere Dinge wichtig, man macht einfach mehr Zugeständnisse. Noch dazu habe ich allerhand Mitpatienten kennengelernt, denen es trotz seifigem Bitterling und anderer grausiger Therapieformen richtig gut ging. Alles ist möglich!

Was ist eigentlich eine gute Lebensqualität für mich?

- Nutze ich Möglichkeiten, um täglich zu **lachen?**
- Gebe ich mir genug **Zeit,** um wieder heil zu werden?
- Würdige ich jede **Verbesserung,** und sei sie noch so winzig?
- Habe ich meinen **Papierkram** geregelt?
- Nehme ich wirklich alle **Hilfsangebote** an, die mir zur Verfügung stehen?

- Was könnte ich **Gutes für andere** tun?
- Was könnten **andere von mir lernen?**
- Erlaube ich mir, meine **Lebensqualität** trotz der Erkrankung zu erhöhen?
- Äußere ich offen und verständlich meine **Wünsche** und **Bedürfnisse?**
- Lasse ich **unliebsame Gefühle** zu und traue mich, mit jemandem offen darüber zu reden?
- Vermeide ich Dinge, die mir nicht guttun, sofern diese in meinem **Einflussbereich** liegen?
- Welchen Menschen in meinem Leben bin ich **dankbar** und wie möchte ich diese **Dankbarkeit ausdrücken?**
- Ist die Art, wie ich mit mir selbst umgehe, **zieldienlich?** Oder stabilisiere ich damit meine Probleme?
- Habe ich eine **anteilnehmende Haltung** mir selbst gegenüber?
- Ist mir bewusst, was **richtig gut läuft?**
- Kann ich das **„Gute im Schlechten“** sehen oder jemanden bitten, mir dabei zu helfen?
- Habe ich etwas geplant, worauf ich mich **freuen** kann?

Selbstfürsorge passiert nicht einfach.
Aber wir können viel für sie tun.

Das innere Erleben gestalten

Wie wir etwas erleben, hängt ganz stark davon ab, wie wir es bewerten. Viele Menschen fühlen sich bedroht, sobald etwas nicht so läuft, wie sie es sich wünschen. „Warum ich? Das ist unfair, das habe ich nun wirklich nicht verdient!" Doch Hand aufs Herz: Das Leben ist nicht fair! Andere Menschen sagen sich „Dumm gelaufen, ich schaue mal, was ich aus dieser Situation lerne."

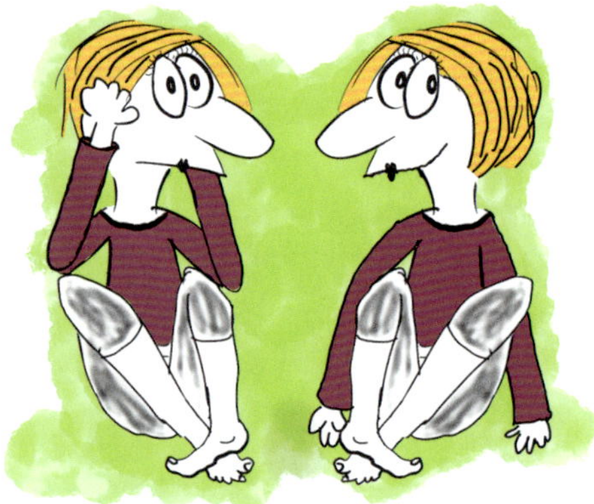

Ich gehöre seit meiner Erkrankung zu denen, die immer etwas Gutes im Schlechten finden wollen. Einfach, weil es mich stets aufs Neue herausfordert und weil es so viel Gutes in mein Leben bringt. Da wäre ich doch doof, wenn ich das nicht beibehalte und weiterhin jeden Tag übe.

Sehen Sie sich um, Ben. Wo ist das Gute an dem, was Sie tun?

Aus der Fernsehserie The Shield

Als wir mit unserer Selbsthilfegruppe starteten, trafen wir uns immer im großen Uniklinikum in einem „neutralen" Schulungsraum: zweckmäßig eingerichtet, nicht schön aber auch nicht wirklich hässlich. Wir trafen uns fast ein Jahr lang dort. Es war grundsätzlich gut – aber irgendwas stimmte einfach nicht.

Wir bekamen die Chance, die Räumlichkeiten dauerhaft zu wechseln, und zwar zur Hamburger Krebsgesellschaft. Die sitzen in einer alten Villa. Seitdem hat sich was geändert, vor allem was die Anzahl der Teilnehmerinnen und die Gruppenzusammensetzung angeht. Es kamen immer mehr Teilnehmerinnen dazu und es entstand eine deutlich kontinuierlichere Gruppenzusammensetzung. Das fiel nicht nur mir auf. Wir sprachen auf einem der Treffen über diese Entwicklung. Es zeigte sich, dass die alten Räume im UKE belastet waren. „Das hat was ausgelöst, es erinnerte mich an meinen Diagnosetermin ... meine OP ... die Chemo." Da wurden durch die Räume im UKE Erinnerungen heraufbeschworen, die unsere Treffen unangenehm überschattet haben. Für diese Art der Erinnerungen gibt es sogar einen Namen: Auslösereiz oder neudeutsch: Trigger. Verkürzt gesagt: Man hatte ein Erlebnis. Das war auf seine Art und Weise sehr eindrücklich. Unser Hirn ist gnädig, uns nicht andauernd daran zu erinnern. Es verstaut dieses eindrückliche Erlebnis in seinem Halb- und Unterbewusstsein. Da aber immer viel los ist in unserem Hirn, wird mit dem Speichern von Erlebnissen recht effektiv und platzsparend umgegangen. Die „Platzeinsparung" geht da gefühlt nach Wichtigkeit und erfolgt in neuronalen Netzwerken: von „Wichtig für das alltägliche Leben, ich weiß genau, was da los war" bis „Ach, da speichere ich nur einen Reiz im Unterbewusstsein".

Ich verrate kein Geheimnis, wenn ich sage, dass die unbewussten Reize überwiegen. Bei unseren zuerst genutzten Räumen wurden bei einigen Patientinnen solche Trigger ausgelöst. Als Reiz oder Trigger kommt vieles infrage:
Bilder, Farben, hell, dunkel • Worte, Musik, Geräusche • Gerüche • Geschmäcke • Berührungen, Empfindungen des Tastsinns • Gedanken • Gestik • Atmung • Körperhaltung • Mimik • Selbstdialoge • Stimmlage

Gut zu wissen: Wir können unerwünscht abgespeicherte Netzwerke leider nicht einfach löschen – sie bleiben auch weiterhin „sprungbereit", wenn ein entsprechender Reiz oder Trigger um die Ecke kommt. Dennoch können wir dafür sorgen, dass das möglichst selten passiert, indem wir uns bessere Bedingungen schaffen. So wie wir es mit den Räumlichkeiten der Selbsthilfegruppe getan haben.

Mich trifft keine Schuld

Ich war frisch operiert und es ging um meine anschließende Chemo. Antrittsgespräch bei meinem Onkologen. Begrüßung, hinsetzen und dann der erste Satz von ihm, der es in sich hatte:

„Das Wichtigste gleich zuerst. Sie sind nicht schuld an Ihrer Erkrankung! Sie haben einfach Pech gehabt.“

Ich fand und finde immer noch, damit war eigentlich alles gesagt. Und gleichwohl kann sie immer wieder an einem nagen, die Frage nach der Schuld, weil sie ständig von außen an die Erkrankten herangetragen wird.

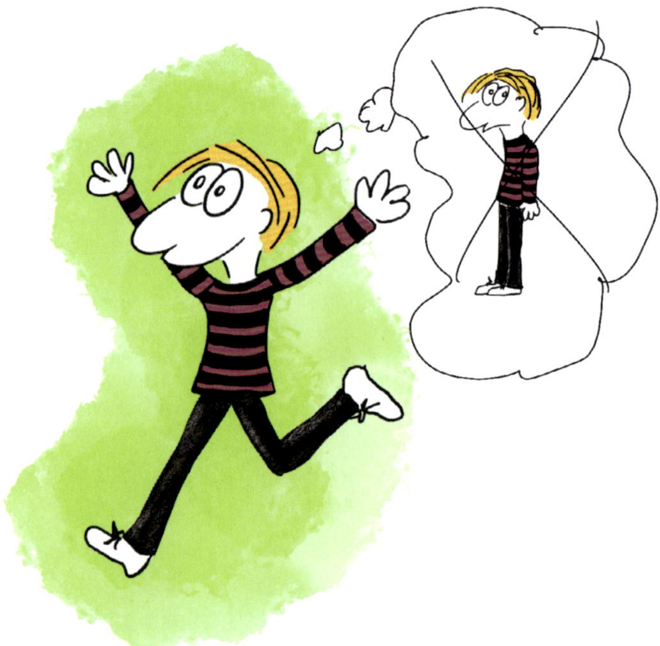

Wenn mich die Frage wieder einmal anspringt und ihre Tyrannei über meinem Wohlbefinden und meinen Gedanken errichten will, dann stelle ich mir immer wieder folgende Fragen und beantworte sie mir schriftlich:

1. Wofür ist es eigentlich wichtig zu wissen, wer Schuld an meiner Erkrankung hat?
2. Wer fragt denn das?
3. Was hat die fragende Person davon?
4. Die Beschäftigung mit dieser Frage ...
   a) Was ändert sie?
   b) Was macht es besser?

Es ist so herrlich, wie sich diese Fragen nach dem Beantworten bei mir in Luft auflösen. Versuch es auch mal, es geht!

> Wir hoffen immer auf den nächsten Tag, wahrscheinlich erhofft sich der nächste Tag einiges von uns.
>
> *Ernst R. Hauschka, Lyriker*

Muss ich kämpfen?

Wer es wirklich gut meint mit einem Patienten, kann ihm raten, das Lebensende in den Blick zu nehmen. Er tut gut daran, sich mit Palliativmedizin und Hospizbetreuung vertraut zu machen, seine eigenen Angelegenheiten zu regeln und das, was er im Leben noch tun will, nun auch zu tun. Doch es fällt dem überwiegenden Teil der Erkrankten so wahnsinnig schwer.

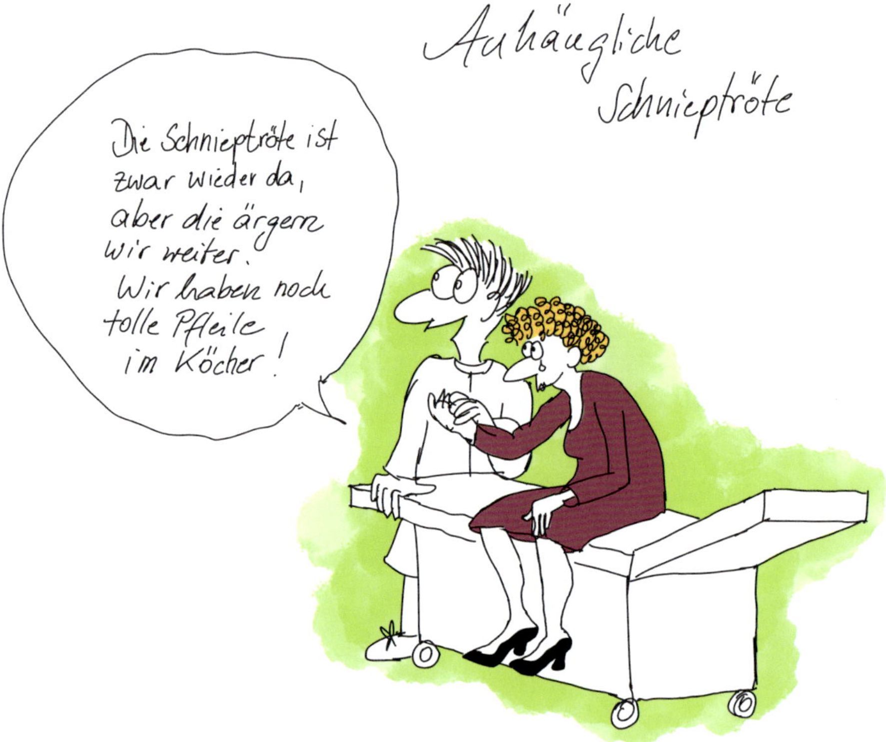
Anhängliche Schnieptröte
Die Schnieptröte ist zwar wieder da, aber die ärgern wir weiter. Wir haben noch tolle Pfeile im Köcher!

Niemand will nach einer solchen Diagnose gleich die Flinte ins Korn werfen. Das wollte ich auch nicht. Ich habe brav alles gemacht, was halt so gemacht werden wollte. Und wahrscheinlich – wir wissen es nicht – war es auch gut so. Ich war beschäftigt und hatte immer wieder

Erfolgserlebnisse. Langweilig war mir jedenfalls nie. Was ich aber die ganze Zeit gewusst habe und auch durch meine Lebens- und Sterbeamme Claudia Cardinal gelernt habe: Ich will nicht den Zeitpunkt verpassen, an dem es umzuschalten gilt. Nämlich von Hoffnung, Therapie und Motivation auf Abschied, Sterbevorbereitung und Lebensende.

> Krebszellen sind keine Haifische, keine Monster. Sie sind schwache Gesellen, kleine Dorfdeppen. Wenn wir sie von allen Seiten piesacken – das mögen sie nicht!
>
> *Meine Psychoonkologin*

Natürlich bin ich als Patientin bereit, Kräfte für meine Therapie zu mobilisieren. Aber gleichzeitig spüre ich, dass meine Möglichkeiten begrenzt sind. Ich erinnere mich noch an viele Situationen, in denen ich einfach nur kaputt und fertig war, ausgelaugt, mit den Nerven am Ende. Wenn mir dann jemand erzählte „Du musst weiterkämpfen" hatte ich direkt Lust zu sagen: „Wozu eigentlich?"

Ich bin ein sehr fröhlicher, optimistischer Mensch – gleichzeitig bin ich voller Melancholie und hatte auch schon sehr düstere Phasen. Da ich aus einem bekennenden „Depressionshaushalt" stamme – ich glaube, ich kenne keinen, der in meiner Familie keine Depressionen hatte –, weiß ich auch, wie sich die dunklen Zeiten anfühlen. Bisher kam immer wieder von irgendwo ein Lichtlein her, auch wenn ich das nie für möglich gehalten hatte.

> Wir müssen ernsthaft anerkennen, dass bei Ihnen Energie da ist: für Bücher und Lesungen. Es ist daher egal, was das CT ergibt.
>
> *Meine Psychoonkologin*

Buchverlage kennen die Manuskripte aus dem Genre „Wie ich den Krebs bezwang". Sie sind in der ehrlichen Motivation geschrieben, anderen Mut zu machen. Doch gibt es zwei Denkfehler: Einmal gleicht kein Krebsfall dem anderen. Man kann einfach nicht so tun, als kenne und verstehe man jeden Fall und jede Lage aus eigener Erfahrung: „Bei mir war es damals ganz genauso." Nein, es kann nicht genauso gewesen sein!

Und zweitens ist es so, dass auch die „Cancer Veteran/innen" sich täuschen, wenn sie denken, dass sie ihr Schicksal selbst im Griff hatten. Sieger überschätzen immer den Anteil ihrer Willenskraft am Sieg; Verlierer wissen, dass sie alles gegeben und dennoch verloren haben.

Vieles ist im Leben Zufall
Doch die meisten wollen Schicksal

Blumfeld: Jet Set

Doch was ich ganz toll finde: Ich kann das äußere Spiel zwar verlieren und an meiner Erkrankung sterben. Das heißt aber nicht, dass ich das innere Spiel verloren habe. Ich kann es bestmöglich gespielt haben, nach allen Regeln der Kunst, und trotzdem wissen, dass es jetzt irgendwann vorbei ist. Für mich heißt es immer wieder: OK, ich werfe dann noch mal meinen Ball ins „Spielfeld des Lebens". Mal gucken, wann ich wieder rausfliege und eine Runde auf die Ersatzbank gehe. Bis ich halt nicht mehr mitspielen darf.

P.S.: Wenn dann einer auf meiner Beerdigung sagt „Bine hat nach jahrelanger schwerer Erkrankung den Kampf verloren", werde ich Wege finden, ihm den Hals umzudrehen. Ich schwöre!

Helden können nicht immer nur Helden sein.
Es gibt auch sonst viel zu tun.

J. L. Carr: Wie die Steeple Sinderby Wanderers den Pokal holten. DuMont Buchverlag, 2017.

Ich brauche keine Hilfe!

„Wir haben unsere Probleme immer innerhalb der Familie gelöst.“
„Das geht niemanden etwas an!“
„Wenn man schwach ist, dann braucht man Hilfe. Ich brauche keine.“

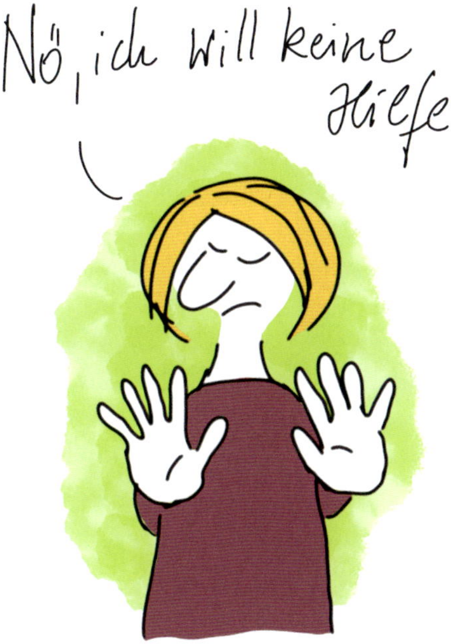

Es hat mich damals schier wahnsinnig gemacht, wie sehr meine Eltern Hilfe für sich ablehnten. Meine Mutter hatte eine unheilbare Hirnschnieptröte, die sie mehr und mehr einschränkte. „Pflegedienst? Ich glaub, ich spinne!“ Mir war nicht klar, wie sehr der Wunsch nach Autonomie und Selbstbestimmung bei meinen Eltern auf Platz eins stand. Sich von „Fremden“ helfen zu lassen stand ganz hinten auf dem letzten Platz ihrer Liste. Es ging so weit, dass ich mir Hilfe holte, um nicht durchzudrehen. Und das war wiederum für mich sehr erhellend.

Ich habe verstanden, dass ich die Verantwortung für meine Eltern nicht tragen kann – und auch nicht soll. Meine Aufgabe war es, dies zu akzeptieren.

Im Zuge dieses Buches kam mir die Idee, das Thema öffentlich auf Social Media zu diskutieren. Was ich an Ergebnissen bekam, besonders zum Thema „Ich will keine Hilfe annehmen", war für mich sehr beeindruckend. Ich habe mich entschlossen, ein paar Argumente „gegen Hilfe" aufzuführen und neben die für „pro Hilfe" zu stellen. Gleichzeitig habe ich wertvolle Artikel gelesen und gebe dir einen kleinen Auszug von dem, was ich herausgefunden habe.

Warum fällt es uns so schwer, um etwas zu bitten?

Viele von uns haben gelernt, dass wir alles alleine schaffen müssen. Das kommt vor allem aus der Nachkriegsgeneration. Gerade die Kriegskinder können nicht gut fremde Hilfe annehmen, schließlich mussten sie ständig alles alleine regeln. Dieses Verhalten wurde einfach an die nächste Generation weitergegeben. Viele von uns Kriegsenkeln (geboren in den 60ern und 70ern) haben das meist kommentarlos übernommen und pflegen diese Tradition weiter. So pflanzt sich das einfach fort.

> Die preußischen Lektionen ihrer Mutter saßen, Vera hatte sie früh genug gelernt.
>
> *Dörte Hansen: Altes Land. KNAUS Verlag, 2015.*

Es gibt natürlich noch andere Dinge, die einem das Annehmen von Hilfe verleiden:

- Kein Vertrauen ins Gegenüber: „Dem traue ich einfach nicht!“
- Schlechte Erfahrungen, weil die eingeforderte Hilfe mehrfach nicht eingelöst wurde: „Ich kann zukünftig niemandem vertrauen und verlasse mich nur noch auf mich selbst.“
- Tauschgeschäft: „Ich gebe dir das, dafür musst du mir aber auch das geben.“
- Mangelndes Selbstvertrauen: „Ich bin es nicht wert, um etwas zu bitten.“
- Erpresserisches Bitten: „Wenn du nicht erkennst, was ich möchte, magst du mich nicht richtig. Du musst es doch von alleine merken!“
- Herumdrucksendes Bitten: „Wenn es dir nicht zu viel Arbeit ist, du kannst es aber auch lassen, vergiss es am besten gleich wieder.“

Drei Tipps, die uns helfen, um etwas zu bitten:

1. Suchen wir uns Vorbilder, Menschen, die gelernt haben, um etwas zu bitten. Da können wir uns toll Dinge abgucken.
2. Wir lassen dem anderen eine Wahl: „Ich würde dich gerne um Hilfe bitten, aber wenn du gerade nicht kannst, ist das nicht schlimm. Ich bin dir da nicht böse.“
3. Gute Bitten sind die, die mit Ich-Sätzen, einem warmherzigen Blick und offener Haltung ausgesprochen werden.

> Es war schmerzhaft, aber eben auch schön. Manchmal vereint das Leben beide Gefühle in ein und demselben Moment. Das lässt sich nicht erörtern, sondern nur still wahrnehmen.
>
> *Hape Kerkeling: Der Junge muss an die frische Luft – Meine Kindheit und ich. Piper Verlag, 2014.*

Argumente gegen Hilfe

Die Hilfe wäre nicht so schlimm, aber das manchmal damit verbundene Mitleid ist schwer zu ertragen: sich nicht nur mit den eigenen Gefühlen, sondern auch noch mit denen der helfenden Person auseinandersetzen zu müssen.

Weil es während der Erziehung (hier speziell männlich) immer hieß, ein Mann frage oder bitte nicht um Hilfe. Typische Konditionierung aus der Jugend.

Ich mache unter Belastung lieber die Dinge mit/in mir selbst aus, weil ich das Drüberreden noch anstrengender fände und zusätzlich in einer Ausnahmesituation keinen fremden Rat brauchen kann (unabhängig von dessen Qualität).

Ich mag mir auch nicht von allen helfen lassen, weil manche Menschen damit ein Ziel verfolgen oder von mir nachher eine Gegenleistung erwarten.

Ich mag nicht das „Helfersyndrom" bedienen, das einige Menschen haben. Das ist dann auf ganz eigene Art und Weise irgendwie anstrengend.

Weil man gelernt hat, dass man sich nur auf sich selbst verlassen kann. Weil man glaubt, alle anderen erwarten von einem, immer stark und tatkräftig zu sein. Weil man nicht gelernt hat, nach Unterstützung zu fragen und diese anzunehmen. Weil man es sich selbst nicht erlaubt.

Angst, die Kontrolle zu verlieren, sich abhängig zu machen, die Selbstständigkeit aufzugeben.

Angst vor vermeintlichen emotionalen Schulden! Wenn mir jemand hilft, stehe ich bei der Person in der Schuld. Das mag ich nicht.

Weil Helfende leider oft ihre Hilfe nicht schenken, sondern etwas dafür erwarten: Dankbarkeit oder dass man ihren Ratschlägen folgt.

Argumente pro Hilfe

Da ich gerne was mache, anstatt ohnmächtig zu sein, halte ich es seit jeher mit „Wissen ist Macht". Selbst war ich bislang von Krankheit noch nicht betroffen, aber meine Familie. Ich recherchiere und frage nach, mache mich bei Experten schlau. Dann habe ich nämlich neue Ansätze und neue Fragen, kann bei Ärzten wieder gezielter nachfragen, was denen wiederum hilft, zu helfen. Verantwortung abgeben ist das Beste daran. Endlich ein bisschen entspannen können!

Andere um Unterstützung zu bitten ehrt beide Seiten und kann neue Verbindungen schaffen. Und Nähe. Es ist ein Weg, selbst aktiv zu werden und sich selbst zu helfen, Selbstwirksamkeit zu erfahren. Ja. Selbstwirksamkeit, Eigenverantwortung erfahren. Aber auch: sich anvertrauen, auf andere vertrauen, einen Teil der Verantwortung endlich abgeben können in die richtigen Hände. Ausatmen, im positiven Sinne „die Waffen strecken", es sein lassen, sich allein retten zu wollen.

Irgendwann konnte ich nicht mehr. Ich musste einfach reden. Mein familiäres Umfeld verstand mich nicht, ich wollte morgens aufwachen ohne Panik. Ich begriff, ich war gar nicht schwach, weil ich Hilfe annehmen konnte.

In der ersten Zeit nach meiner Diagnose hat meine Frau mir empfohlen, das Gespräch mit einer Psychoonkologin zu suchen. Meine Antwort war: Ich weiß nicht, was ich mit ihr besprechen soll. Dann hatte ich einen ersten Termin. Mein Redeanteil: gefühlt 90 Prozent.

Ich meine auch, dass Selbsthilfegruppen, Psychologen, Onkosportgruppen die Freunde und Angehörigen entlasten. Die sind mit dem dauernden Krebsthema ja auch oft selbst überlastet. Ich ziehe Kraft aus dem Gefühl der Verbundenheit.

> Der Kluge lernt aus allem und von jedem, der Normale aus seinen Erfahrungen und der Dumme weiß alles besser.
>
> *Sokrates, Philosoph*

Hier kommt eine Liste für dich, mit der du ausprobieren kannst, dir Hilfe zu holen bzw. es im Kleinen zu üben.

Diese Aufgaben können andere für dich übernehmen

Etwas für mich einkaufen oder besorgen	Etwas für mich kochen	Wäsche waschen
Wäsche bügeln	Mich zum Arzt begleiten	Infos einholen, z. B. über Physiotherapie
Mir eine Vollmacht erstellen, z. B. für die Krankenkasse	Mir beim Ausfüllen von Formularen helfen	Rezept in der Apotheke einlösen
Informationen für mich googeln	Die Kinder wegbringen (Kita, Schule, Sport etc.)	Bankvollmacht vorbereiten
Infos für eine Pflegestufe zusammensammeln	Mit den Hunden Gassi gehen	Blumen gießen
Bei der Hausärztin anrufen und Infos erfragen	Krankenhaustasche packen	Mich in den Arm nehmen
Onkologen recherchieren	Ein bisschen Ordnung in meiner Wohnung schaffen	Geschirrspüler ein- und ausräumen
Eine gute Adresse für eine Zweitmeinung einholen	Mein Bett frisch beziehen	Mir beim Bürogedöns helfen

Ärzte sind auch nur Menschen

Ärzte sind Menschen wie du und ich. Sie haben sich erfreulicherweise dazu entschlossen und gelernt, Krankheiten zu heilen oder zumindest zu lindern. Oft betrachten wir Patienten Ärzte als alleinig verantwortlich – für Therapieentscheidungen, Gesprächsführung und Informationsvermittlung. Aber auch Ärzte sind keine eierlegenden Wollmilchsäue.

Doch immer hörte ich dann ein vielstimmiges, zumeist empörtes Gemurmel: „Mein Arzt muss sich doch ... Die Professorin hat mir gar nicht ... Der Operateur sollte doch ... Die Schwester hätte mir ... Mein Mann, meine Frau, mein Sohn, meine Tochter ...“

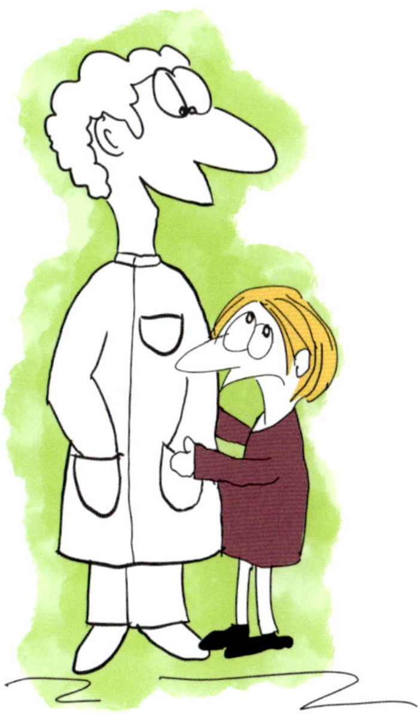

Hallo Arzt, bitte sei mein Papa!

Unsere Ärzte sind ein Teil unseres Teams, zu dem auch viele weitere fleißige Helfer gehören wie Pfleger, Physiotherapeuten, Psychoonkologinnen. Das sollten wir immer berücksichtigen, wenn wir versuchen, die Gesamtverantwortung auf einer Schulter zu platzieren.

Der Arzt, ach, der Arzt. Eine Mischung aus romantischer Vorstellung vom Helden und dem Wunsch nach einem Gott, der alles für uns regelt.

Dazu möchte ich dir eine Geschichte aus meiner Kindheit zum Thema „Selbstbeeltern" erzählen. Das ist ein Begriff aus der Psychologie. Er beschreibt eine therapeutische Haltung, die dem Patienten elterliche Fürsorge zukommen lässt. Und das gezielt nachträglich.

Meine Oma, meine Mama und ich sind früher leidenschaftlich gerne auf den Wochenmarkt gegangen: Obst, Gemüse und gerne auch einmal Rotbarsch für das Wochenende einkaufen. Wenn die wuselige Hektik zwischen all den Menschen und Marktständen mir die Orientierung raubte, schnappte ich mir die Hand meiner Mama oder meiner heißgeliebten Oma und ließ mich sicher durch den Trubel leiten. So ins Schlepptau genommen, fühlte ich mich sicher. Ich konnte mich auf den Trubel ringsum besser einlassen und hatte nicht das Gefühl, fortgewirbelt zu werden.

Es scheint so, als sei die Oma bzw. die Mutter das Entscheidende gewesen. (Es hätten aber auch mein Vater oder eine Tante sein können – egal.) Doch hätte ICH nicht zugegriffen, so wäre ihre Schlepperkompetenz nutzlos an mir vorbeigezogen. Ich wäre darauf angewiesen gewesen, dass SIE etwas tun. Dass SIE sich so für mich interessieren, wie ich es tue, SIE meine Nöte kennen und teilen, wie eigentlich nur ich es kann. Der entscheidende Punkt war, dass ICH zugegriffen hatte.

Für mich geht es beim Selbstbeeltern darum, mich selbst an die Hand zunehmen. Dafür zu sorgen, dass ich das bekomme, was ich gerade gut gebrauchen kann. Niemand interessiert sich so für dich wie du selbst.

Wenn ich in diesem Zusammenhang an die Zeit meiner Diagnose zurückdenke, sehe ich da Parallelen. Ich war massivst verunsichert, durcheinander und orientierungslos. Die kleine Sabine in mir hatte ja irgendwann gelernt, dass es hilft, sich eine Hand zu greifen und mich dann abschleppen zu lassen – bis ich durch das Getümmel durch war. Und so griff ich zu: beim Onkologen, bei den Krankenschwestern, beim Pflegedienst, bei der Krankenkasse, bei der Psychoonkologie, in der Anschlussheilbehandlung. Und ich greife noch so viele Hände mehr!

> Bei allem,
> was MICH etwas angeht,
> greife ich die Hand,
> die da ist!

Hier drei Fragen, die dir helfen können, dich zu hinterfragen, wenn es mal holperig wird:

1. Mein Arzt hat mir gar nicht gesagt, dass ich mich so verhalten muss. Was habe ich dann gemacht? Wie habe ich mich ihm gegenüber verhalten?
2. Ist der Arzt in dieser Situation überhaupt der Richtige, der mir das geben kann, was ich gerade brauche? Oder ist es jemand anders?
3. Wenn ein fünfjähriges Kind mit den (emotionalen) Herausforderungen konfrontiert wäre, mit denen ich gerade konfrontiert bin, was würde ich sagen oder tun, um es zu unterstützen?

Drehtürtag

Die Tür öffnet sich. Ich gehe hindurch. Stehe vor dem Empfangstresen. 09:48 Uhr. Ich bin pünktlich. In zwölf Minuten habe ich meinen Termin bei meinem Onkologen. Die Ergebnisse des CT besprechen.

Mehr? Weniger? Stillstand?

Feuchte Finger!

„Hallo!" (Lächeln) „Gehen Sie schon mal ins Wartezimmer. Kann aber etwas dauern."

Ich trete ins Wartezimmer. Es ist voll.

Ein Stuhl? Ein Stuhl? Ah, da in der Ecke.

„Guten Morgen" in die Runde.

Fast keine Reaktion, nur ein paar in sich gekehrte Blicke treffen meine.

OK, kann etwas dauern ...

Was kann da schon sein?

Ich habe meinen Termin. Und mir drückt sich die Brust vor Aufregung zusammen.

Das CT. Das CT. Das CT ...

Gegen 11 Uhr hat sich bei mir die Erkenntnis eingestellt, dass heute ein „Drehtürtag" ist. Allerdings nicht für mich.

Mein Mann und ich haben uns das mal am Anfang ausgedacht. Der zugrunde liegende Ablauf:

Die Tür schwingt auf.

Eine zerschlagen wirkende Patientin kommt rein. Die Tür schließt sich mit einem metallischen Schnalzen. Sie findet einen Sitz. Lässt sich nieder.

Die Tür öffnet sich. Die Sprechstundenhilfe hält die Tür weit geöffnet. „Sie können jetzt rein."

Noch nicht ganz sitzend.

Schon wieder erhoben.

Und raus.

Das wiederholt sich. Das wiederholt sich. Das wiederholt sich.

12:27 Uhr. „Frau Dinkel, Sie können schon mal rein. Der Herr Doktor kommt dann auch gleich." (lächelt)

12:39 Uhr. Das Gespräch beginnt.

Wenn ich das nun so rechne, komme ich auf rund drei Stunden Wartezeit. Das ist eine ganze Menge. Aber ich finde das heute nicht schlimm. Da steckt keine böse Absicht oder mangelnde Terminkompetenz am Empfang dahinter.

Das ist das Leben mit der Schnieptröte, das sich da in den Terminkalender der Onkologie rüpelt. Ich war auch schon ein paarmal Drehtürpatientin.

Kein Termin. Aber akute Beschwerden – massive Beschwerden. Ich rufe an und klage mein Leid. Zu hören bekomme ich: „Kommen Sie einfach gleich her." Und ich zuckele dankbar von zu Hause los.

Ich stehe vor dem Empfangstresen. 11:00 Uhr.

„Gehen Sie schon mal ins Wartezimmer."

Ich drücke die Tür auf.

Zerschlagen gehe ich rein.

Die Tür schließt sich mit einem metallischen Schnalzen.

Ich finde einen Sitz. Ich lasse mich nieder.

Die Tür öffnet sich. Die Sprechstundenhilfe hält die Tür weit geöffnet. „Frau Dinkel, Sie können jetzt rein."

Noch nicht ganz sitzend.

Schon wieder erhoben.

Und raus.

Das wiederholt sich. Das wiederholt sich. Das wiederholt sich.

Wenn ich das nun so rechne, kam ich nie auf eine Wartezeit.

Unterstützung für An- und Zugehörige

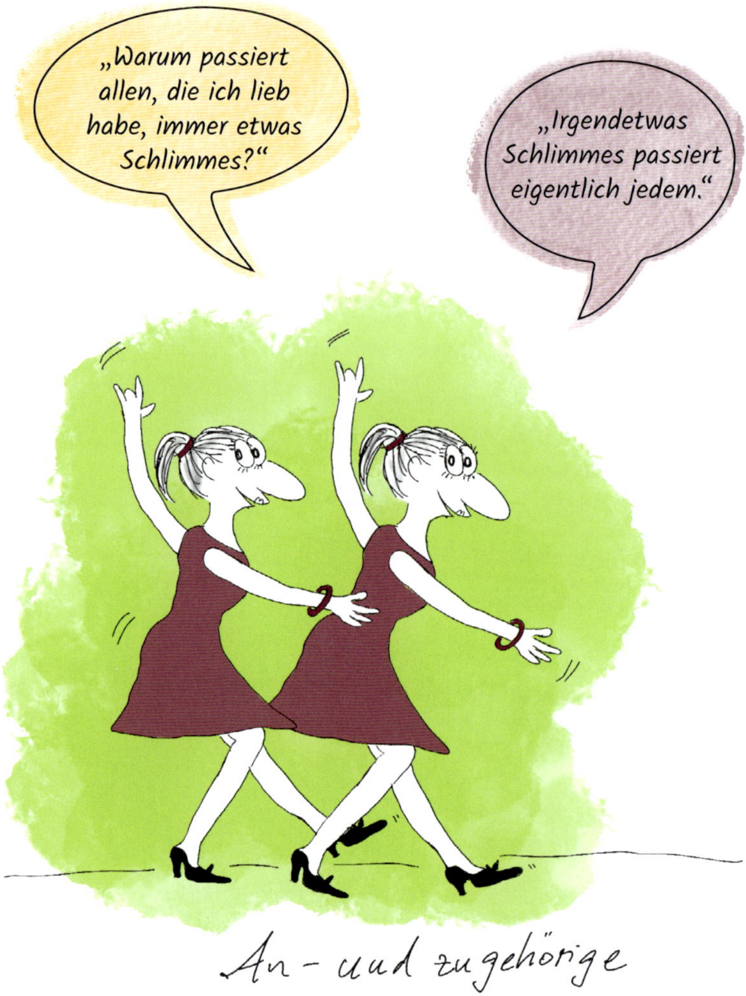
„Warum passiert allen, die ich lieb habe, immer etwas Schlimmes?“
„Irgendetwas Schlimmes passiert eigentlich jedem.“
An- und zugehörige

In dem Buch *Gelassen und sicher im Stress* von Gert Kaluza stieß ich auf eine Liste, die mich demütig gemacht hat. Sie stammt aus dem Jahr 1967, wird jedoch immer wieder zitiert. Es geht um die Frage:

Schwerer Lebensstress: Macht Unglück krank?

Lebensereignis (Auszug, adaptiert nach Holmes und Rahe 1967)	**Stress-punkte**
Tod des Ehepartners	100
Scheidung	73
Trennung der Ehepartner	65
Tod eines nahen Verwandten	63
Schwere körperliche Verletzung oder Krankheit	53
Heirat	50
Kündigung durch den Arbeitgeber	47
Pensionierung	45
Schwangerschaft	40
Kinder ziehen aus	29
Wohnungswechsel	25
Schwierigkeiten mit dem Vorgesetzten	23

Der Tod des Ehepartners macht laut dieser Studie 100 Stresspunkte aus! Eine schwere Krankheit fast „nur" noch die Hälfte. Was heißt das für uns?

Mir ist noch mal bewusst geworden, wie sehr sich die Ängste meines Mannes von meinen unterscheiden. Ich kann mich irgendwann vom Acker machen, wenn mein Körper nicht mehr kann. Doch mein Mann bleibt übrig. Er hat die Aufgabe, sich neben der Bestattung irgendwann mit meinem Nachlass zu befassen (auch wenn ich schon vorher ganz gut aufgeräumt habe) und sich ein neues Leben einzurichten – eines ohne mich.

Eines dieser typischen Klischees, von denen oft die Rede ist, wurde bei uns erfüllt: 12 Monate, nachdem meine Mutter gestorben ist, starb mein Vater an einem Herzinfarkt. Fast auf den Todestag genau – es lag nur eine Woche dazwischen.

Das gibt mir zu denken. Und zwar in der Hinsicht, dass wir Erkrankten mit unseren Partnern viel milder und wohlmeinender umgehen sollten. Klar, erst mal brauchen wir unsere Kraft für uns, sind mit uns und unseren Therapien beschäftigt. Doch sollten wir stets ein offenes und wachsames Ohr für die Sorgen und Nöte unserer Partner haben. Wir sollten mit ihnen verabreden, wie wir in Kontakt bleiben, welche heilsamen Rituale wir uns ausdenken – und das auch gerne zusammen mit einer Lebens- und Sterbeamme. Mein Mann und ich haben eine, die uns total hilft. Ohne sie wären wir lange nicht so weit. Mir wird jetzt noch mal klar, wie wichtig das für uns beide ist.

Wie gehe ich als An- oder Zugehöriger mit einem Erkrankten um, dem es schwerfällt, über die Erkrankung zu sprechen? Wie kann ich trotzdem für ihn da sein?

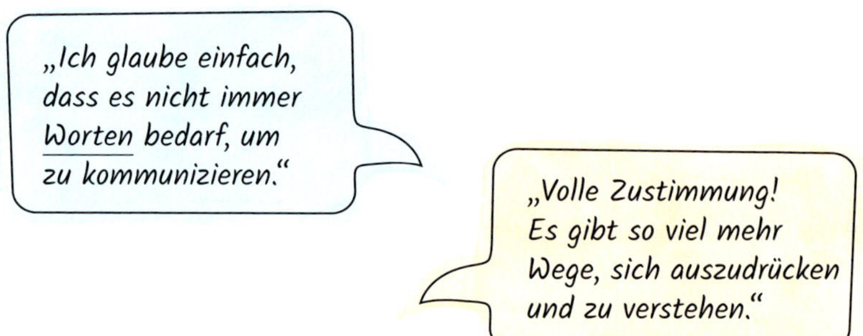
„Ich glaube einfach, dass es nicht immer Worten bedarf, um zu kommunizieren."
„Volle Zustimmung! Es gibt so viel mehr Wege, sich auszudrücken und zu verstehen."

- Ich mache deutlich, dass ich auch Schweres tragen kann und will bzw. sehr auf mich aufpasse und meine Grenzen frühzeitig klarmache, um so eine mögliche Sorge vor „Zur-Last-Fallen" aus dem Weg zu räumen. Und wenn er/sie dennoch nicht drüber reden will, reden wir über etwas anderes.

- Ein Mensch merkt die Verbundenheit. Ich achte darauf, meinen eigenen Stress angesichts der Situation gut zu regulieren und damit Sicherheit und Ruhe zu vermitteln.

Wenn ich mich nicht traue, etwas zu sagen, dann ist es immer (!) möglich und erlaubt, zu fragen. Allein das Ansprechen klärt die Situation schon zu 80 Prozent. Fragen ist ein Königsweg. Eine Emotion will raus, sonst hieße sie Imotion.

- Wenn er reden möchte und es ihm schwerfällt: Interesse und Empathie zeigen, Fragen stellen, viel Zeit fürs Antworten lassen und überhaupt sehr langsam mit viel Luft dazwischen kommunizieren. Also nicht überrollen oder bombardieren mit Fragen.
- Was *möchtest* du mir denn erzählen oder sagen? Ganz ungeordnet. Was willst du loswerden? Oder wollen wir einfach gemeinsam schweigen? Oder möchtest du weinen? In den Arm genommen werden? Mich als Zuhörer/in? Was täte dir gut? ...
- Und wenn der Erkrankte nicht reden will? Ganz einfach: Dann darf er einfach nicht darüber reden wollen. Dann frage ich ihn am besten wieder nach einer Art „Gebrauchsanweisung“: Soll ich zwischendurch mal wieder fragen? Codewort, falls ich fragen soll? Was möchtest du stattdessen?
  Meine Mutter hat zwar über ihre Krebserkrankung gesprochen, sie wollte aber nicht ständig darüber sprechen. Wir haben dann eine Vereinbarung getroffen: Sie darf mich jederzeit deswegen ansprechen (zum Beispiel wegen Umgang mit Nebenwirkungen, Vorbereitung auf Termine) und ich sie nur, wenn es dringend notwendig ist. Sie wollte damit so viel Alltag und Normalität in ihrem Leben wie möglich. Und das hat ihr sehr gutgetan.
- Ich akzeptiere das „Nur-Schwer-Reden-Können“ wie auch das „Gar-Nicht-Sprechen-Wollen“. Je nach Beziehung signalisiere ich, dass ich für ein Gespräch oder auch „nur“ zum Zuhören da bin.
- Ich schaue, ob es eine Form des Kontakts gibt, die die Kommunikation auf einer anderen Ebene ermöglicht, z. B. gemeinsame Aktivitäten wie spazieren gehen, lesen, einen Film schauen.

- Wenn die Person einem so nahesteht, hat man dann als Angehöriger nicht auch das Recht, dass darüber gesprochen wird? Ich denke nicht. Wenn über etwas gesprochen wird, ist die Voraussetzung, dass die Zuhörenden auch verstehen, worum es geht. Angehörig sein allein reicht da als Qualifizierung leider nicht aus.
- „Sag Bescheid, wenn du reden willst. Bis dahin frage ich nicht, okay?“ Wichtig: Das muss ehrlich so gemeint sein.

Was du für andere tun kannst

Jemandem, den ich sehr mag, eine Postkarte schicken, auf der ich mich bei ihm bedanke.

Einen kleinen Spieleabend für ein paar Leute organisieren.

Der/dem Liebsten sagen: Ich liebe dich!

Meinem/meiner Liebsten eine Überraschung in der Wohnung verstecken und mich freuen, wenn sie gefunden wird.

Meine Angehörigen dazu ermuntern, sich miteinander zu treffen und eine schöne Zeit zu verbringen.

Eine schöne Mahlzeit kochen und den Tisch hübsch decken.

Meiner Familie sagen, dass sie sich mir gegenüber so normal wie möglich benehmen kann.

Während ich zur Reha bin, kann ich meine/n Liebsten dabei unterstützen, sich auch ein paar Tage freizunehmen.

Meine/n Partner/in dazu ermuntern, auch mal jemanden anzurufen, den er/sie schon lange nicht gesprochen hat, den er/sie aber sehr mag.

Einer Freundin einen Blumenstrauß schicken mit einer netten Karte dabei.

Tipps gegen die Angst

„Palim Palim, hier bin ich wieder! Du fühlst dich vor deinem Kontroll-CT mal wieder klein mit Hut? Durchfährt deine Seele wie so üblich das ganze Gruselprogramm? Prima, dann mache ich es mir doch gleich mal gemütlich bei dir!“

So geht es mir jedes Mal, wenn mein nächstes CT in greifbare Nähe rückt: Hildegard stürmt durch die Tür, direkt in meine Amygdala. So heißt das Angstzentrum im Gehirn.

Arsch auf Grundeis

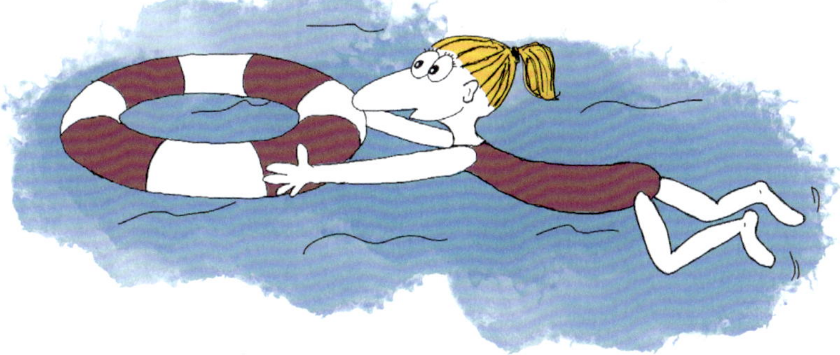

Im Laufe meiner Erkrankung habe ich mich sehr intensiv mit ihr, dieser kleinen jammernden Nervensäge, auseinandergesetzt: einen Regalmeter Bücher gelesen, Workshops besucht, psychologische Gespräche geführt. Dabei musste ich anerkennen, dass wir zwei wohl oder übel untrennbar miteinander verbunden sind. Da ich sie eh nicht loswerde, habe ich mich für einen anderen Weg entschieden: Ich habe mich mit ihr verbündet – und zwar auf liebevolle, spielerische Art und Weise. Ich unterhalte mich mit ihr, zeige ihr Grenzen auf und trickse sie auch mal liebevoll aus. Folgendes hat sie mir verraten:

Betreibe Synapsen-Gymnastik

Indem du dich mit Kreuzworträtseln, Puzzlespielen, Sudoku, virtuellen Spielen, Geschicklichkeitsspielen und artverwandten Kniffligkeiten beschäftigst, stiehlst du mir die Show. Wunderbar geeignet sind auch Wortspiele oder Gedichte. Google dazu gerne mal die Begriffe Haiku, Rondell, Elfchen und Limerick und probiere diese schönen Techniken aus. Jede Wette, dass du während des Dichtens überhaupt nicht an mich denkst. Und wenn doch, kannst du mich gleich bei den Hörnern packen und dichtend verulken. So wie hier in einem Elfchen:

Angstknospen
öffnen sich
gern vor Kontrolluntersuchungen
Treiben viele aufmüpfige Blüten
Schnippschnapp

Locke dein körpereigenes Kuschelhormon

Schau dir lustige Dinge an, die dich trotz meiner Anwesenheit zum Lachen bringen: Trickfilme und Tiervideos auf YouTube sind dafür ideal. Neben Katzen, die auf Staubsaugerrobotern durch Wohnzimmer gondeln, gibt es auch Kanäle mit zauberhaften kurzen Animationsfilmen, die gute Laune machen: z. B. *Log Jam*, *Minuscule* oder *Dean the Basset*. Oder ruf dir im Internet die Seite www.twitterperlen.de auf und lies so lange, bis du was Lustiges findest. Selbst wenn du nur leicht und gequält lächelst, verändert sich dein Körperzustand hin zum Guten. Ich merke an hochgezogenen Mundwinkeln, dass ich mich zurückziehen kann und du mich gerade nicht brauchst.

Selbst wenn du es nur künstlich herbeiführst, indem du dir einen Bleistift quer zwischen die Zähne steckst und dadurch mindestens 60 Sekunden deine Mundwinkel nach oben bewegst: Mich als Angst verscheucht das.

Bring etwas in Ordnung

Ich bin wohl oder übel mit einem gewissen Kontrollverlust verknüpft. Es gibt halt Ereignisse, die weder du noch ich beeinflussen können. Das sorgt oft für Chaos in deinem Oberstübchen, was mich wiederum herbeilockt. Um dir einen Teil deiner Kontrolle zurückzuholen, bringe etwas in Ordnung: Putze deine Fenster, nähe abgefallene Köpfe an oder schrubbe dein Waschbecken. Knöpfe dir etwas zum Ausmisten vor, eine Schublade, deinen Medizinschrank oder deinen Kühlschrank, sortiere aus, was nicht mehr gebraucht wird und bring den Rest in eine für dich hübsche Form. Putze deine Spiegel blitzblank oder staubsauge. Indem du etwas um dich herum in Ordnung bringst, bist du in höchstem Maße wirksam – und ich weitgehend arbeitslos.

Mehr wissen → mehr verstehen
Mehr lernen → mehr können
= weniger Angst

In den Unterlagen von Prof. Dr. med. Dr. h.c. A. du Bois entdeckt

Nutze deinen Freund den Zufall

Um fiesen Frust zu vertreiben, kannst du dir „Losruckellose" gestalten. Dazu besorge dir ein kleines Kästchen und kleine Zettel, die du in Lose verwandelst. Schreibe pro Zettel eine niederschwellige Tätigkeit auf, die dir unter normalen Umständen Freude bereitet: Hände eincremen und die Finger schön massieren, einen lustigen Zweizeiler reimen und (bei Bedarf) twittern, eine edle Praline naschen etc. Das Ausdenken von Losen funktioniert am besten, wenn du gerade gut drauf bist und viele Ideen hast. Wenn ich gerade bei dir zu Besuch bin, funktioniert so was in der Regel nicht. Daher ist es gut, für den Fall der Fälle gut gerüstet zu sein und dich in meiner Abwesenheit vorzubereiten. Oder du bittest jemand anderes darum, dir Losruckellose zu basteln. Die bieten dir dann sogar noch eine zusätzliche Überraschung.

Wenn ich dich mal wieder zu sehr nerve, ziehe ein Los aus dem Kästchen. Das, was auf dem Los steht, wird auch gemacht, notfalls darfst du ein zweites Los ziehen. So gut wie immer wirkt die auszuführende Kleinigkeit als kleine Auszeit von mir.

Zwieble mich

Zieh dir ein Gummiband über dein Handgelenk, wie ein Armband. Sobald ich dir was ins Ohr säusle, gibst du dir – und somit mir – einen kleinen zwiebelnden Schlag, indem du daran zupfst. In dem Moment, in dem du mich damit piesackst, erschrecke ich mich fürchterlich. Wenn du in demselben Moment auch noch etwas Wohltuendes tust, hörbar seufzt oder ein Wohlfühlwort wie z. B. „Wunschvergnügt, Ofenwärme, Gänseblümchen“ als Beschwörungsformel aussprichst, bin ich so verwirrt, dass ich mich erst mal wieder fangen muss. Indem du das Schnalzen des Gummibands mit etwas Angenehmem oder Entlastendem verknüpfst, kannst du meine Anwesenheit mit etwas Positivem verbinden. Zudem bin ich dann so genervt, dass ich mich in der Regel für eine ganze Weile zurückziehe.

Entsorge mich symbolisch

Nimm dir einen kleinen Block mit Zetteln und schreibe auf jeden einzelnen etwas, was dir gerade Angst macht. Pro Zettel eine Sorge. Schreibe so lange, bis dir die Ängste und Sorgen ausgehen und alle auf Zetteln gebannt sind. Nun kommt das Wichtigste: Mache all den Zetteln den Garaus, indem du sie zerstörst. Du kannst sie zerreißen, zerbeißen, verbrennen, verbuddeln, auf ihnen herumtanzen oder sie mit Wasser zu Brei machen. Hauptsache weg damit! In der Regel bin ich darüber so erschüttert, dass ich mich erst mal eine Runde aus dem Staub mache.

Verulke mich

Unerfreuliche und negativ besetzte Wörter nähren mich. Die ersetzt du daher am besten durch solche, die dich und dein Umfeld in eine bessere Stimmung versetzen. Das Wort Metastasen lässt mich erfahrungsgemäß besonders groß werden. Bezeichnet man die Dinger jedoch als „Doofmannsgehilfen“ oder „Leberknödel“, werde ich klein mit Hut.

Beleidige mich mit bekloppten Schimpfwörtern

Gurken-Lurch, Radieschen-Wanze oder Lauch-Schrecke lassen dich hoffentlich kichern und somit weniger unter mir leiden. (Auf Seite 124 habe ich eine passende Übung für dich.)

LASS UNS WELLENREITEN!

Wenn ich dich so richtig am Wickel habe, spiele mit mir „Korken auf der Welle". Lass dich von mir schaukeln, gibt dich mir einfach mal hin, ich verspreche dir, dass du nicht untergehen wirst. Als Korken kannst du zwar geschaukelt werden, aber nicht untergluckern. Gib dich doch diesem Gefühl einfach mal hin. Wie gesagt, dir wird nichts passieren.

Mach ein Nickerchen mit mir

Während du schläfst, schlafe ich ebenfalls. Da du dich im Schlaf entspannst und dich in deine Traumwelt flüchtest, gibt es für mich einfach nichts zu tun. Auch ich gebe mich der Entspannung hin. Wenn du dann aufwachst, bin ich in der Regel noch ziemlich schlaftrunken – und du hast erst mal deine Ruhe vor mir.

Nimm dich in den Arm

Mich im Schlepptau zu haben nervt, das gebe ich zu. Du hast daher jedes Recht der Welt, dich deswegen so richtig zu bedauern. Weine ruhig eine ganze Packung Taschentücher leer, bis du keine Tränen mehr hast. Wenn viele Tränen ungeweint in dir feststecken und du sie gerne loswerden möchtest, schaue am besten einen traurigen Film oder höre melancholische Musik, das ruckelt auch hartnäckige Tränen los. Hinterher geht es dir bestimmt viel besser.

Sei bitte wohlmeinend mit dir

Mach es dir so schön es eben gerade geht. Vielleicht hilft dir ein warmes Getränk, eine Wärmflasche oder eine flauschige Decke beim Einmuckeln. Es ist erwiesen, dass Wärme tröstet und ich durch sie besänftigt werde. Schaue dir einen schönen Film oder einen hübschen Bildband an. Es gibt im Internet ganz wunderbare 20-minütige Podcasts zu allen möglichen Themen, solche, die dich in eine schönere Welt entführen (z. B. *Radiowissen* auf Bayern 2, *Mare Radio* auf Radio Bremen oder viele der Podcasts des Hessischen Rundfunks).

Was du sonst noch tun kannst

Wenn ich ziemlich hibbelig bin, zum Beispiel unmittelbar vor einem wichtigen Termin (hier bitte das Passende einsetzen: Arzttermin, CT-Besprechung, zum Chef „reinmüssen“, vor einem Date ...), werfe ich einen Anker. Ganz wie bei einem Schiff, das durch den Anker seine Position zu halten gedenkt. Es geht hierbei darum, einmal kurz innezuhalten und runterzukommen – vor allem ohne Riesenaufwand. Also von „AHHH ICH HABE GLEICH EINEN WICHTIGEN UND SEEEHHHRR AUFREGENDEN TERMIN!!!!!!“ zu „Ich habe gleich einen wichtigen und sehr aufregenden Termin.“ An der eigentlichen Situation und ihren Inhalten wird sich nicht viel ändern, doch bin ich nach dem Ankern ruhiger und kann mehr bei mir und der kommenden Situation sein.

Da wo du grade stehst, sitzt oder liegst, formst du hierzu mit Daumen und Zeigefinger ein O. Daumen- und Zeigefingerspitze drückst du so gegeneinander, dass du sie deutlich spürst. Die ganze Zeit über hältst du das O gedrückt. Für jeweils fünf bis zehn Sekunden:

- ... schaust du dich ganz bewusst um und fragst dich **„Was sehe ich gerade?“** und sagst dir, was du siehst. Leise zu dir oder einfach nur in deinem Kopf für dich.
- ... lauschst du ganz bewusst und fragst dich **„Was höre ich gerade?“** und sagst dir, was du hörst. Leise zu dir oder einfach nur in deinem Kopf für dich.
- ... schnupperst du ganz bewusst und fragst dich **„Was rieche ich gerade?“** und sagst dir, was du riechst. Leise zu dir oder einfach nur in deinem Kopf für dich.
- ... schmeckst du ganz bewusst und fragst dich **„Was schmecke ich gerade?“** und sagst dir, was du schmeckst. Leise zu dir oder einfach nur in deinem Kopf für dich.
- ... spürst du dich ganz bewusst und fragst dich **„Was spüre ich gerade?“** und sagst dir, was du spürst. Leise zu dir oder einfach nur in deinem Kopf für dich.

Dann tief ein- und wieder ausatmen und sagen: **„Freundliche stärke“**. Das Daumen-Zeigefinger-O kann jetzt wieder gelöst werden.

Ich habe festgestellt: Je öfter ich das mache, desto besser flutscht es wenn ich es dringend brauche. Es reicht dann auch oft, nur ein O zu machen, um den Zustand zu erreichen.

Müde bin ich, geh zur Ruh
Fatigue schubst die Augen zu
Fatigue drückt den Leib ins Bett
so ist's heute auch fast nett

Was Humor alles kann

Humor ist ein klasse Kumpel, das muss man ihm lassen. Deshalb bin ich immer wieder irritiert, wie um das Thema „Krebs und Humor“ ein großer Bogen gemacht wird.

Warum Lachen so hilfreich ist:

Stärkt die Immunabwehr

Hilft gegen Ohnmachtsgefühle

Fördert in gutes Miteinander

Setzt Glückshormone frei

Fördert das Wohlbefinden

Lockert verkrampfte Muskeln, auch im Gesicht

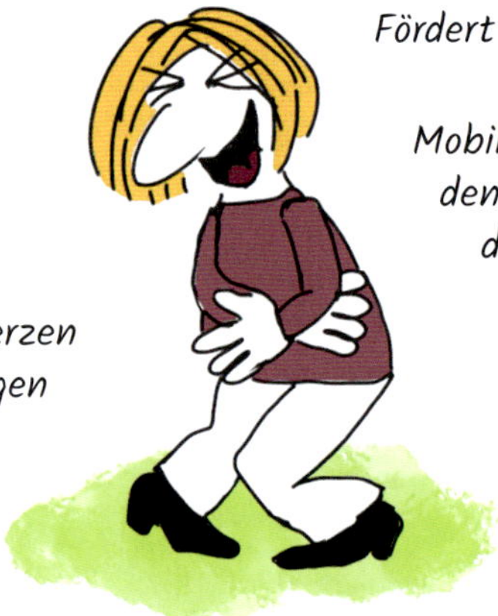

Mobilisiert die Atmung, den Stoffwechsel und das Herz-Kreislauf-system

Lässt Schmerzen besser ertragen

Baut Stress-hormone ab

Lenkt vom Grübeln ab

Entschärft schwierige Situationen

Lässt Hemmschwellen leichter überwinden

Stärkt Beziehungen

Eine Minute Lachen entspricht 45 Minuten Entspannungs-training. Nebenwirkung: Lachen kann schlechte Laune verderben

Widerstandsfähig sind vor allem jene Menschen, die bereits einige Krisen überstanden haben. Sie haben sich so eine Art „seelisches Immunsystem“ aufgebaut. Klar, diese Art des inneren Wachstums ist nicht leicht und auch nicht vergnüglich. Aber Resilienz ist auch keine feste Charaktereigenschaft, sondern eine dynamische Kraft, die in der Herausforderung wächst. Der Autor Ulrich Schnabel, u.a. Wissenschaftsjournalist, sagt: „Um die nötigen Abwehrkräfte (Antikörper) zu entwickeln, muss man den entsprechenden Attacken (Krankheitserregern) erst einmal ausgesetzt sein.“

Im Schnitt hat jeder Mensch ca. sieben Lebenskrisen. Die Menschen, die schon einige dieser Krisen gewuppt haben, zeigen sich am wenigsten gestresst, auch wenn sie nicht scharf darauf sind, noch weitere Krisen zu erleben. Schließlich haben wir für die meisten dieser Krisen noch kein Skript und keine empirischen Erfragungen. Die müssen wir erst mal erwerben.

In meinem Buch *Krebs ist, wenn man trotzdem lacht* ist ein Dauerbrenner versteckt: das Bullshit-Bingo. Ich habe es sogar auf Postkarten drucken lassen, die ich regelmäßig nachdrucken lasse. Daher habe ich überlegt, hier auch eines zu veröffentlichen und habe die Mitglieder meine Twitter-Community gefragt, ob sie mir ein paar ihrer erklärten Gruselsätze liefern wollen. Und ja, sie wollten. Es hörte gar nicht mehr auf. So ist nachfolgendes „Bullshit-Bingo II“ entstanden, das noch viel eindrücklicher als das erste ist.

Ein Gast bittet den Kellner, die Klimaanlage schwächer zu stellen.
Kurz darauf: „Bitte wieder höher.“
„Gerne.“
Kurz danach: „Und jetzt bitte wieder runter!“
„Sofort.“
Ein anderer Gast zum Kellner: „Nervt Sie das nicht?“
„Nein, wir haben nämlich gar keine Klimaanlage.“

Bullshit-Bingo II

Du bist so eine starke Frau.	Klassische Humanmedizin versagt mal wieder! Hast du schon mal x von y ausprobiert? Hilft 100 Prozent. Musst du aber selbst zahlen ...	Wie ist die Prognose?
Das ist gut heilbar. Da brauchst du dir keine Sorgen zu machen.	Mit Kurkuma wärst du schon längst gesund.	Du musst mit deinem inneren Kind in Kontakt treten.
Man gewöhnt sich an alles.	Meine Cousine war da übrigens bei so einem Heiler, das klingt erst mal seltsam, ich weiß, aber es hilft wirklich, und zwar ...	Da darfst du dir noch viel anschauen. Da darf noch viel bearbeitet werden. Da gibt es noch vieles auf anderen Ebenen, das du dir anschauen darfst (salbungsvoll gesprochen).
Wenn du erst mal wieder gesund bist, bin ich wieder für dich da.	Stell dich nicht so an.	Ich kenne das, Liebes, weiß genau, wie es dir geht. Ich hatte ja auch mal [hier irgendwas einfügen, was nichts mit dem Thema zu tun hat].
Man kann auch mit einer Niere gut leben! (Mein Chef, als ich ihm sagte, dass ich Nierenkrebs habe.)	Gib dir Zeit!	Hast du es schon mal mit Yoga, Duftöl, xy probiert?
Sieh die Chance in der Krankheit!	Der Verlauf hängt ja auch davon ab, was du draus machst. Auf die innere Einstellung kommt es an.	Geh raus, die Sonne scheint.
So jemand wie du ist doch stark, du schaffst das doch mit links!	Steigere dich nicht zu sehr rein.	Jetzt, wo XY nicht da ist, kann ich es ja sagen: Mein Cousin ist an diesem Krebs gestorben.
Es gibt aber auch welche, die das überlebt haben.	Na ja, wenigstens bist du nicht allein. Du hast ja mich. Für mich ist das ja auch nicht leicht.	Hauptsache die Brüste sind noch dran (mit entsprechendem Blick dorthin).

Du darfst das nicht so an dich ranlassen.

Du kannst dich ja mal melden, wenn es dir wieder besser geht.

Dann hat XY jetzt die ganze Arbeit?!

Warum tut sie sich denn das noch an? Mein Vater ist trotz OP ganz elend daran verstorben.

Ah, da ist noch ein Widerstand!

Sei froh, dass du Brustkrebs hast – der ist doch so gut erforscht.

Lies mal das Buch *Krankheit als Weg*.

Du bist aber dünn geworden. Du musst jetzt aber ordentlich essen.

Ich bin für dich da!
(und wurde nicht mehr gesehen ...)

Das hab' ich auch schon gehabt – aber viel schlimmer!

Was will dir die Krankheit sagen?

Hast du dich mal gefragt, welche Schuld du auf dich geladen hast, um so krank zu werden?

Hättest du mehr Gemüse und Obst gegessen, wäre das nicht passiert.

Du musst lernen, dich zurückzunehmen, du hast ja keinen Krebs (zu einem Angehörigen).

Es gibt andere, denen geht es wirklich schlecht.

Das ist psychisch!

Jeder hat sein Päckchen zu tragen.

„Am Ende wird alles gut. Und wenn es nicht gut ist, ist es noch nicht das Ende."

Du musst kämpfen, du darfst nicht aufgeben!

Nimm was Homöopathisches, um gesund zu bleiben.

Andere sind tot und würden sich über deine Diagnose freuen. Du lebst.

Ach komm, du hast den Hirntumor auch überlebt. Was kann's denn da noch Schlimmeres geben? Das bisschen kriegst du auch noch locker in den Griff.

Ist ja klar, wenn du so negativ bist, ziehst du das ja auch an.

„Ich will dir ja keine Angst machen, aber ..." Gefolgt von etwas, was einem mit 100-prozentiger Sicherheit Angst macht.

Da hast du dir aber echt 'ne blöde Zeit für ausgesucht.

Und, wie stehen deine Chancen?

Bist du dir sicher, dass du überhaupt geheilt werden willst?

(Dieses Bullshit-Bingo ist ein Twitter-Gemeinschaftswerk.)

Denn wenn sie lacht, ist da kein Platz mehr für irgendwas anderes. Diese ansteckenden Attacken können schon mal ein oder zwei Minuten anhalten. Dann kann sie sich vor Albernheit in ihrer Kittelschürze hinter der Ladentheke kaum noch halten und muss sich am Kaffeetisch abstützen, um nicht freudentränenerstickt in die Knie zu gehen. Ein unfassbar schönes Bild für die Götter des Humors.

Hape Kerkeling: Der Junge muss an die frische Luft – Meine Kindheit und ich. Piper Verlag, 2014.

Dann kam eine Twitterin auf die Idee, dass wir dem Grusel etwas Schönes zwischen die Füße werfen: schöne Aussagen, mit denen sich ein wundes Gemüt beruhigen lässt. Also habe ich dazu atufgerufen, dass wir schöne Sätze sammeln, was sehr interessant war.

Schöne-Sätze-Bingo

Fragen ist das Beste, denn es gibt einem ein Stück Selbstständigkeit zurück, die einem durch die Therapien genommen wurde.	Es hat mir wirklich geholfen, als meine Frau sagte: „Lass uns reden! Ich bin an deiner Seite.“ Wir haben damit nicht mehr aufgehört – und sie ist nach wie vor an meiner Seite. Obwohl sie als Angehörige ihre eigenen Ängste hat.	Ich bin gern mit dir zusammen. Ganz egal, ob du krank bist oder nicht.
Gar nichts sagen, sondern einfach da sein und in den Arm nehmen.	Ich habe Angst um dich und ich weiß nicht, wie ich damit umgehen soll.	Ich würde dir gerne Mut machen, weiß aber nicht, was du hören magst.
Ich bin für dich da! Wann soll ich da sein?	Was kann ich für dich tun oder dir abnehmen?	Komm, wir gehen mal spazieren, ich hol' dich ab.
Ich liebe dich auch ohne Brüste.	Meine beste Freundin hat mit mir stundenlang auf die Notoperation gewartet – und auch das gemeinsame Schweigen tat gut.	Es war ein häufiges „Ich denk an dich!“
Hey, ich bin für dich da. Auch wenn es dir schlecht geht.	Als ich meinen Vorgesetzten und mein Team informiert habe, bekam ich zu hören: „Wir sind für dich da! Wenn du reden willst, rede. Wenn du zu Hause bleiben willst, Mail genügt. Wir halten dir den Rücken frei. Danke, dass du uns einbindest.“ Das Tolle: Es war auch so gemeint.	Als ein enger Verwandter kurz vor seiner OP stand, hat sein Schwiegersohn von seinem Lieblingsfußballverein das Trikot eines Spielers besorgt. Mit Autogramm und Mutmachspruch. Wir waren alle zu Tränen gerührt.
Ich mag dich so, wie du bist. Ohne Wenn und Aber.	Eine ehemalige Schulkameradin hat mir einen „Wenn-dann-Ordner“ gebastelt. Zum Beispiel: Wenn du nicht schlafen kannst, dann trink Tee. – da waren dann Teebeutel eingeklebt.	Kann ich dir etwas Gutes tun?

(Diese hilfreichen Sätze stammen aus einer Umfrage auf Twitter.)

Bullshit-Bingo

zum Selbstausfüllen mit eigenen Sprüchen

Eine Frau stürmt aus der Sauna und schreit: „Ich wurde unsittlich berührt!"
Der Saunawart meint: „Gnädige Frau, i bin 15 Jahre scho da, des glaub i ned, des is no nie vorkommen."
In dem Moment stürmt eine zweite Frau raus und schreit: „Ich wurde gerade unsittlich berührt!"
Der Saunawart sagt wieder: „Des kann ned sein."
Als die dritte Frau rausstürzt und ebenfalls schreit: „Ich wurde unsittlich berührt", geht er in die Sauna rein und stößt auf einen Mann, der am Boden herumkriecht.
Auf die Frage des Saunawartes „Was machen Sie denn da?" antwortet der Mann: „Ich suche mein Toupet. Dreimal hab' ich's schon gehabt, dann war's plötzlich weg ..."

Wollt ihr wissen, welcher als einer der lustigsten Witze gilt, ausgewählt aus 40.000 Vorschlägen? Der Siegerwitz, Achtung Trommelwirbel, geht folgendermaßen:

Zwei Jäger durchstreifen die Wildnis, als plötzlich einer kollabiert und sich nicht mehr regt. Hektisch zückt der andere sein Handy und ruft beim Notfalldienst an: „Hilfe, mein Freund ist tot, was soll ich tun?"
Eine beruhigende Stimme antwortet: „Keine Panik. Erst einmal sollten Sie sich vergewissern, ob er wirklich tot ist."
Kurze Stille, dann tönt ein Schuss.
„Okay", spricht der Jäger wieder in sein Handy, „und was jetzt?"

Wo kommen wir denn da hin?

- Durch Unterstützung von anderen etwas Neues auszuprobieren ist niemals gut. Stattdessen sollten wir das Altbekannte lieber wiederholen bis zum Erbrechen ... wiederholen bis zum Erbrechen ... wiederholen bis zum Erbrechen ... wiederholen bis zum Erbrechen ...
- Achtung! Es besteht die Gefahr, dass wir durch Hilfe oder Unterstützung durch andere unser Wissen erweitern. Das geht nicht! Was wir bisher gelernt haben, sollte doch nun wirklich bis ans Lebensende reichen. Schließlich wurde uns nichts geschenkt. Und das soll auch so bleiben.

- Wenn wir um Hilfe bitten, laufen wir Gefahr, nicht mehr unentwegt an die Vergangenheit denken zu können. Immer wieder wird versucht, unseren Blick auf die Gegenwart und Zukunft zu lenken. Das nervt unglaublich!
- Pfui Kuckuck! Wenn wir uns entscheiden, Hilfe anzunehmen, haben wir es oft mit zuversichtlichen und positiv denkenden Menschen zu tun. Die machen uns womöglich das Nörgeln madig. Und das erträgt doch keiner. Brrr ...
- Wenn wir Unterstützung annehmen, gehen wir das Risiko ein, uns nicht mehr ausschließlich mit uns beschäftigen zu können. Plötzlich will uns jemand „den Blick öffnen“, für das „Schöne“ und „das Gute im Schlechten“. Das lenkt uns doch nur vom Nörgeln ab! Hilfe! Immer wenn wir Hilfe annehmen, will man uns dazu ermuntern, neu zu denken. Gott, wie das nervt! Ich denke gerne so wie ich immer denke, das hab' ich schon jahrzehntelang zelebriert – und das soll auch so bleiben. Am besten, bis ich in die Grube fahre!
- Nachdem wir gelernt haben, öfter Hilfe anzunehmen, sollen wir plötzlich wieder alleine klarkommen, weil wir nun angeblich „mehr Kompetenzen“ hätten? Wie soll denn das gehen? Ich dachte, Hilfe annehmen sei dafür da, dass mir einer sagt, wo's langgeht. Oder mir gefälligst Dinge abnimmt. Ich mach' schon genug selber, für so was hab' ich nicht auch noch Zeit!

Ein Hund möchte ein Telegramm mit dem Text „Wuff. wuff. wuff. wuff. wuff. wuff. wuff. wuff. wuff.“ aufgeben.
Da sagt der Schalterbeamte: „Das sind nur neun Wörter. Sie können zum selben Preis noch ein „Wuff“ aufgeben.
Woraufhin der Hund entrüstet entgegnet: „Aber das ergäbe ja keinerlei Sinn.“

Hoffnung – ein seltsames Ding

Es vergeht kaum ein Tag, an dem wir nicht hoffen, dass sich etwas zum Besseren entwickelt: dass wir den Bus noch erwischen, die Kinder gute Noten bekommen, sich die Freundin über den mitgebrachten Kuchen freut. Oder dass ein geliebter Mensch wieder gesund wird.

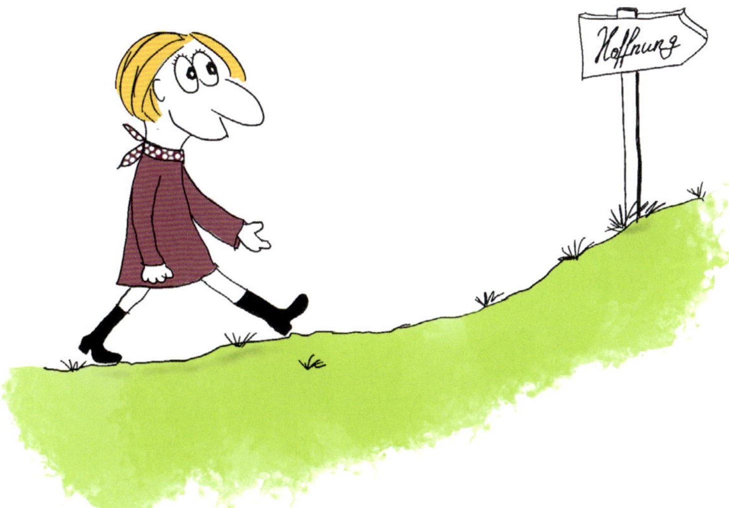

Besonders fleißig wird außerhalb unseres „circle of influence“ gehofft,

- dass der schreckliche Kollege endlich freundlich wird,
- dass die Verflossene endlich zurückkehrt,
- dass der selbstherrliche Chef endlich mal ein Lob ausspricht.

Falsche Hoffnungen sind ungut. Sie halten gefangen in einer Fantasie, die wahrscheinlich niemals Wirklichkeit wird. Sie liegen einfach nicht in unserem Einflussbereich. Doch hoffe ich, dass egal was kommt, es irgendwie gut wird. Ich werde einen Weg finden, damit umzugehen.

Hier ein paar Gedanken über die Hoffnung:

- Natürlich hofft jeder an Schnieptröte Erkrankte erst mal auf Heilung. Doch was ist, wenn das nicht klappt? Bleibt die Heilung aus, ist dann alles hoffnungslos?
- Es gibt Wünsche und Sehnsüchte auf der einen Seite. Und die Möglichkeit des Scheiterns dieser Wünsche auf der anderen Seite. Ist das jetzt fies? Oder birgt genau das eine Chance?
- Wenn man am Anfang die Hoffnung reduziert auf „Ich will unbedingt Heilung!" und das dann nicht klappt, ist dann wirklich alles sinnlos?
- Hoffnung ist eine Grundhaltung zum Leben – mit all seinen Widrigkeiten und Unwägbarkeiten.

Die Hoffnung hat unzählige Gesichter:
Mal ist sie zaghaft
Mal ist sie stark.
Sie keimt auf.
Sie wird wieder zerstört.
Sie verändert sich stetig.
Immer aber ist sie im Fluss.

- Hoffen ist Wissen, das nicht sicher ist. Und trotzdem vertrauen wir, um die Herausforderung zu meistern.
- Auch, wenn es nicht mehr „gut" wird, wird es einen Weg geben, damit umzugehen.
- Gläubige tun sich oft leichter mit der Hoffnung.
- Hoffnung braucht als Basis zum Überleben Geborgenheit und die Tendenz, sich gut im Leben aufgehoben zu fühlen. Das kann im Glauben, spirituell oder philosophisch sein. Hauptsache, es gibt eine Basis.
- Hoffnung kann auch zur Zumutung werden, wenn sie zur Verpflichtung wird. Wenn Ängste, Mutlosigkeit und Verzweiflung keinen Platz finden und stattdessen immer nur Hoffnung verbreitet werden soll.
- Wir tun gut daran, uns mit dem auseinanderzusetzen, was tatsächlich ist.

> Wenn man sich fixiert auf eine ganz bestimmte Form der Zukunft, dann hoffe ich nicht. Dann erwarte ich etwas. Und wenn diese Erwartung nicht eintritt, dann verzweifle ich.
>
> *Giovanni Maio, Professor für Medizinethik*

Hoffnung kurz und knackig

1. Falsche Hoffnung kann zerstörerisch wirken.
2. Tiefe Hoffnung wirkt kraftspendend.
3. Wunder aber wollen angestoßen werden. Es lohnt sich also immer, zu hoffen.

> Tätige Hoffnung schaut hin! Analysiert klar und handelt. Deswegen ist der hoffende Mensch immer ein Mensch, der sich engagiert für seine Zukunft.

Es steht niemandem zu, diese Freiheit zu reglementieren. Nicht einmal wertend zu kommentieren. Lasst uns nicht knausern beim Stärken von Hoffnung!

Wohlgefühle und Genüsse pflegen

Alles, was uns guttut, ist gut für uns! Alles, was uns schmeckt, ist gut für uns! Weniger Genuss = weniger Lebensqualität = weniger Widerstandskraft = potenziell mehr Probleme.

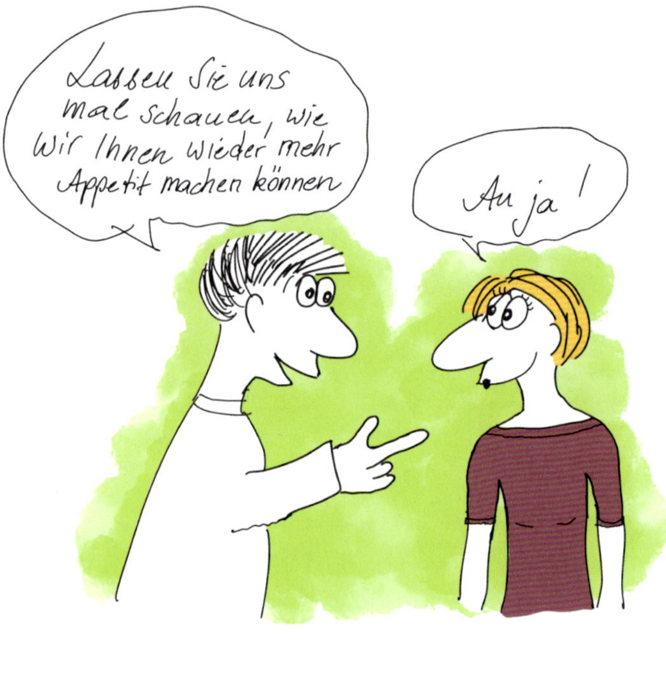
Lassen Sie uns mal schauen, wie wir Ihnen wieder mehr Appetit machen können
Au ja!

Eine Mitpatientin ist eine strenge Rohköstlerin mit einem Hang zu fruganer Ernährung. Ein anderer kocht zu Hause nach streng vegetarischen Vorgaben, die ohnehin niemand nachkochen kann – viel zu kompliziert. Ich lasse mir von Leuten erklären, wie das mit der ketogenen Ernährung funktioniert – und gehe ziemlich flott in die innere Emigration.

Kennst du „Orthorexia nervosa"? Ihr Hauptmerkmal besteht in der zwanghaften Beschäftigung mit gesunder Nahrung. Ich habe genug „Ernährungsexperten" kennengelernt, vor allem an den Esstischen in den Rehakliniken. Sie waren es, die mir die Butter („Du machst dir noch Butter drauf?!") vom Vollkornbrot geredet haben. Die meisten von ihnen sind Veganer. Woher ich das weiß? Sie lassen es dich wissen.

Ich freue mich, wenn ich Lust auf Pommes verspüre, ein Kartoffelsalat-Wichtel um die Ecke biegt oder mir ein schönes Stückchen Kuchen schmeckt. Das sind Momente, die ich feiere! Von der Hoffnung, dass einzelne Lebensmittel eine nahezu pharmakologische Wirkung gegen Krebs haben, ist man inzwischen völlig weg.

Noch nie gab es so viele unterschiedliche Ernährungslehren, noch nie wurde über Essen so viel diskutiert wie jetzt. (Momentan total hip: Zero waste Küche, ohne Plastikmüll. Snackification. Außerdem: Bananenmehl, Kichererbsenbutter, Süßkartoffelnektar. Puh. Das nur mal so nebenbei ...)

Ich sage mir: Mein Leben ist jetzt. Und ich bin nicht (mehr) auf der Welt, um gesund zu sterben. Klappt eh nicht. Der Zug ist abgefahren. Diese unzähligen, selbst ernannten Ernährungsexperten können unter sich bleiben. Ich habe da einfach keine Nerven mehr übrig. Mich strengt das so wahnsinnig an. Ich bin es leid. Mir hilft Genuss. Und all das, was mir in meiner Gesamtsituation Freude macht. Das weiß ich allerdings erst jetzt. Vorher hab' ich noch alles Mögliche ausprobiert.

> Eier sind nicht ungefährlich. Eins von ihnen hat immerhin den Sheriff erschossen.
>
> *@derVossi_ auf Twitter (nach dem Lied I Shot The Sheriff von Bob Marley)*

Wenn man mit gesunder Ernährung sein Umfeld „inspirieren" möchte, muss man aufpassen, dass einem nicht ein Kochtopf um die Ohren fliegt. Essen ist Liebe und nicht Krieg ...

Ich habe mal „genussvolles Essen“ gegoogelt. Es kommen so gut wie immer „Regeln“ vor, die einem aufzeigen, wie man genussvoll ist und isst. Ich fühle mich bisweilen sehr bedrängt. In unserer Alltagssprache haben sich Redewendungen und somit Lebensweisheiten wie z. B. „Erst die Arbeit, dann das Vergnügen“ eingebürgert, die eine genussfeindliche Wirkung haben. Hier wird der Eindruck vermittelt, dass Vergnügen und Genuss verboten seien. Dabei ist Genuss das Gegenteil. Genuss löst positive Gefühle wie Wohlbehagen, Glück und Ruhe aus. Um frei genießen zu können, müssen diese „Verbote“ aufgedeckt und durch neues, positives Handeln ersetzt werden. Es ist *dein* Leben, also lass dir von anderen nicht reinreden, sondern vertraue deinem Bauchgefühl!

Stell dir vor, wie du in ein knusperfrisches Brötchen beißt! Dazu eine Tasse brühfrischer Kaffee oder Tee – herrlich! Du kannst frische Kräuter auf dem Fensterbrett wachsen lassen und täglich das Aroma einatmen und abspeichern. Bei schönem Wetter kannst du draußen mit Vogelgezwitscher essen, bei schlechtem Wetter auf eine schöne sanfte Hintergrundmelodie zurückgreifen. Vielleicht ein Stückchen Kuchen? Zum Spaß kannst du die Hähnchenkeule, die Pommes und die Pizza mit den Fingern essen und fühlen, wie die Konsistenz dieser Speisen sich anfühlt. Auch im Alltag kannst du an schöne, bunte Servietten und Tischdecken denken. Mach es dir unbedingt richtig hübsch!

Mein Onkologe hat vor vier Jahren schon zu mir gesagt: „Ich finde es schade, wenn sich die Patienten etwas verwehren, was ihnen guttut.“ Recht hat er gehabt.

Ohne Hanf kein Mampf

„Dronabinol, CBD, Mistelspritzen? Nur zu. Hyperthermie? Machen Sie. Hauptsache, wir sprechen drüber und ich weiß, was Sie ins Rennen schicken wollen. Niemand hier will Wechselwirkungen oder kontraproduktive Situationen haben.“ So mein Onkologe.

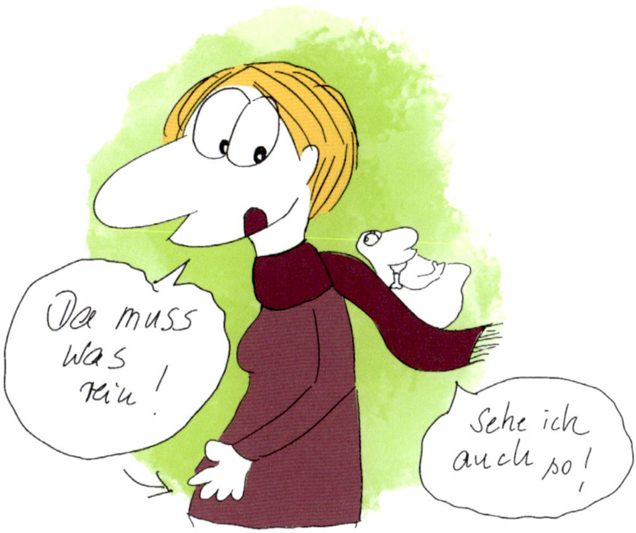

Lange Zeit hatte ich ein kleines Rudel extrem aufdringlicher Begleiter: Appetitlosigkeit, Übelkeit, Gliederschmerzen, seelische Verdunkelung, Untergewicht ... Mir hat das nie gefallen. Die Lösung: Hanf bzw. Cannabis. Ich nutze zwei Formen:

1. Dronabinol, das mir von meinem Onkologen verschrieben wird (auf Betäubungsmittelrezept).
2. Seinen kleinen Bruder CBD (ohne Rezept erhältlich).

Dronabinol habe ich mir 2017 verschreiben lassen, da war es gerade durch die Krankenkassen freigegeben worden. Für mich ein wirklicher Segen. Die Wirksamkeit von Dronabinol bei Erbrechen, Gewichtsverlust und Kachexie (insbesondere auch unter Krebsstandardtherapie – also Chemo- oder Strahlentherapie) ist in kontrollierten klinischen Studien belegt. Es wird auf Betäubungsmittelrezept verschrieben. Vorher muss einmalig ein Antrag bei der Krankenkasse gestellt werden.

Was ich durch Dronabinol an Lebensqualität zurückgewann

- Stück für Stück stolperte mein Appetit wieder in mein Leben. Essen! Raus aus dem Untergewicht! Und es schmeckte mir endlich wieder, als ich den Bogen mit der Dosierung raushatte. Es war für mich ein wunderbarer Ersatz für die Anti-Kotze-Tabletten, die ich tatsächlich weglassen konnte.
- Ich leide am Restless-Legs-Syndrom. Wenn das abends so richtig loslegt, fühlen sich meine armen Beinchen an, als seien sie ein Ameisennest oder ein extrem gut bespicktes Nadelkissen. An Einschlafen ist nicht zu denken! Das ist seit der Einnahme von Dronabinol anders. Ich merke nix mehr.
- Und dann noch die entspannende Wirkung durch Dronabinol. Ungefähr ein bis zwei Stunden nach der Einnahme habe ich einen leichten „Lollimann“, das heißt, dass ich entspanne. Momentan nehme ich es nur abends, da kann ich es mir sehr gut leisten.

Was ich durch CBD an Lebensqualität zurückgewann

- Mein Gemüt hellte sich bereits nach wenigen Tagen der Einnahme auf.
- Es wirkte akut schmerzlindernd bei meinen arthritischen Schmerzen, die ich von den Therapien zurückbehalten hatte. Gerade meine „Anlaufprobleme“, also die ersten Schritte, wenn ich loslaufe, wurden so viel bekömmlicher.
- Es wirkt entzündungshemmend. Das ist ja immer gut.

Es gibt keine psychoaktiven Effekte, sprich: Es kommt zu keinem Rausch. CBD ist frei verkäuflich erhältlich. In Geschäften und im Internet. Ich nehme 10 Prozent und in Öl gelöst.

Wenn es um eine Band ginge, wäre Dronabinol der charismatische Sänger und CBD die Bassistin.

Lesetipps:

- *www.naturheilkunde-krebs.de*
  (Eine fundierte Quelle für mich zum Thema CBD/Hanf.)
- *Anne Wanitschek, Sebastian Vigl: Cannabis und Cannabidiol (CBD) richtig anwenden: Wirkungsweisen und Behandlungsmethoden verständlich erklärt. humboldt, 2018.*
  (Ein gutes Einsteigerbuch zum Thema.)
- *maiLab auf YouTube.*
  (Alles, was man über Cannabis wissen sollte, nach aktuellem Stand der Forschung. Sehr gute und hilfreich erklärte Infos von May Thi Nguyen-Tim.)
- *www.komplementaermethoden.de*
  (Gute Infos zu Thema Komplementärmedizin von der Krebsgesellschaft Nordrhein-Westfalen e.V.)

Bewegung tut gut

Ich bin leider ein Sportmuffel geworden. Schon das Wort „Sport" ... Gruselig. Woran das liegt? Weiß nicht ... Ob nun unser Sportlehrer damals in der Schule seine sportpädagogische Subqualifikation zu sehr zelebrierte oder die Bundesjugendspiele mir den Sport madig gemacht haben – ich weiß es nicht. Schließlich habe ich dennoch viele Jahre brav Sport gemacht, weil man das eben so macht.

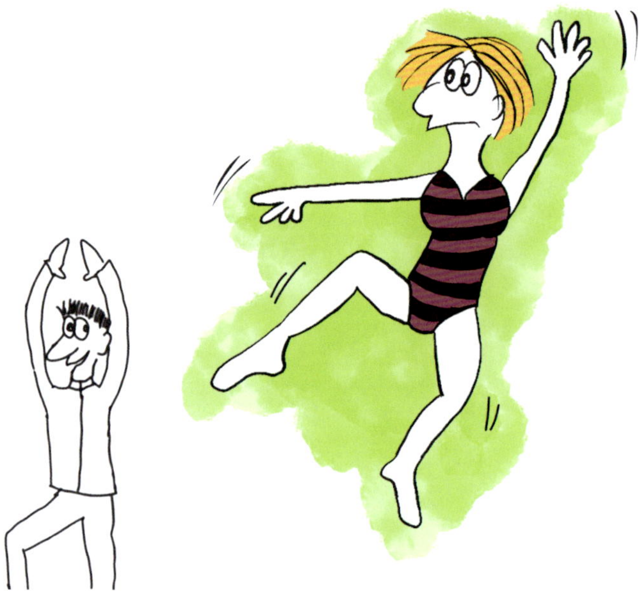

Ich bewege mich grundsätzlich gerne. Ich mag, was der Tag mir so vor die Füße wirft: Treppensteigen, Staubsaugen, mit meinen Hunden Gassi gehen, im Garten der Flora und Fauna zuarbeiten. Spielerische Bewegungen sind meins. Ich mag Tanzen, Volleyball, Badminton, Trampolin hüpfen oder Tischtennis.

Wenn die Seele arbeitet, kann das schlimmer sein, als eine Stunde joggen. Ich war noch nie eine Stunde joggen.

Käthe Lachmann: Keine Panik, liebe Angst: Wie die Angst in mir wuchs und ich an ihr. GRÄFE UND UNZER Verlag, 2018.

Auf einem bundesweiten Treffen unserer Selbsthilfegruppen fragte eine Teilnehmerin in die Runde, was denn so wichtig an einer Grundfitness sei. Die Antwort hat sogar mich etwas zucken lassen. „Ich sag mal so: Vor deiner Diagnose warst du mit an Sicherheit grenzender Wahrscheinlichkeit körperlich fitter als nach einer mehrstündigen OP, diversen Chemos und eventuell noch Bestrahlungen. Du bist auf dieses Schnieptrötenkarussell gestiegen und warst in deinem damaligen Bestzustand. Zu der abenteuerlichen Fahrt auf dem Karussell kommt heute noch die Tatsache, dass du jetzt weniger Organe und Körpermasse hast. Vielleicht leidest du unter Polyneuropathie, flirtest mit depressiven Phasen und schlummerst mit Fatigue in den Tag. Glaub mir, wenn es noch einmal notwendig werden sollte, dass du für eine Operation auf den Tisch kommst, ist es besser, dass deine konditionelle Gesamtverfassung gut ist. Dass dein Kreislauf stabil gehalten werden kann, weil dein Herz noch stark genug ist und die Lunge so kräftig arbeitet, dass sie eine künstliche Beatmung übersteht."

„Das war deutlich ...", dachte ich damals.

„Ich hatte das auch mal. Da hab' ich dann einfach Sport gemacht!" Das, meine Damen und Herren, möchte man nicht hören, wenn man sich schämt, weil plötzlich nicht mehr alles so geht, wie man es möchte.

Käthe Lachmann: Keine Panik, liebe Angst: Wie die Angst in mir wuchs und ich an ihr. GRÄFE UND UNZER Verlag, 2018.

Und nun noch über den Nutzen von Bewegung dozieren? Bestimmt nicht. Zumal es ja auch kein Ingenieursstudium der Raketentechnik braucht, um festzustellen: Jede Bewegung ist besser als keine Bewegung! (Grmpf.)

Im Laufe der Jahre habe ich immer wieder gelesen, dass, wenn man täglich mindestens 30 bis 60 Minuten moderat körperlich aktiv ist – dazu zählt auch zügiges Gehen –, sich das Erkrankungsrisiko für einen Gesunden um bis zu 30 Prozent verringern kann. (Was das für den Erkrankten heißt, weiß ich allerdings nicht.)

Wie zum Beispiel eine Mitpatientin es mir erklärte: „Weißt du, Sabine, ich bin ein Sportmuffel. Das weiß ich und ich will das jetzt auch nicht mehr ändern. Aber ich habe mir was ausgedacht. Ich habe mir Gewichte zum Umschnallen gekauft, so welche für Sportler (grinst). Die werden an den Fuß- und Handgelenken befestigt. So ausstaffiert gehe ich dann die Hausarbeit an. Schön Fensterputzen, Staubsaugen und alles, was so anfällt."

Wir als Patienten haben mit Bewegung eine wertvolle Stellschraube, um selbst etwas zu unserer Heilung beitragen zu können.

> Ich weiß nicht, ob die Übungen helfen. Aber wenn ich sie nicht mache, helfen sie in jedem Fall nicht.
>
> *Mitpatientin*

Neben Sport können dir auch diese kleinen Tipps den Alltag erleichtern. Diese Dinge habe ich alle ausprobiert und für gut befunden. Schau einfach mal, was dir davon helfen kann.

Das hilft bei Hand-Fuß-Hautreaktionen

Bei Schmerzen: kühlende bzw. lauwarme Fußbäder mit Bittersalz oder Gerbstoffen

Vorsichtig abtrocknen und eincremen

Professionelle Fußpflege vor Therapiebeginn – weg mit Hornhaut und Schwielen

Haut weich halten, mindestens dreimal täglich mit urea-haltigen Cremes eincremen (5 bis 10 Prozent)

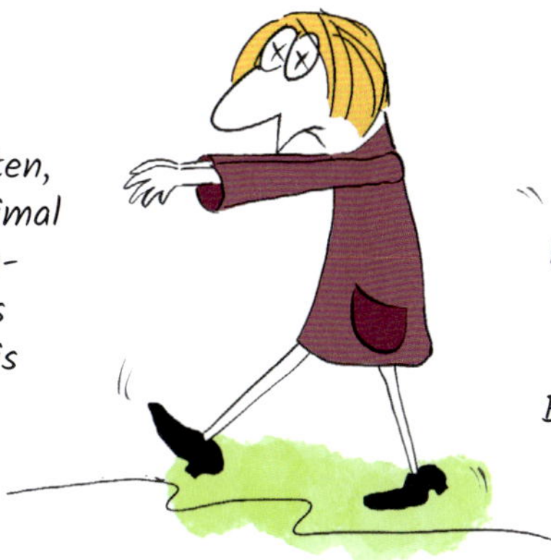

Entlastung der Füße über den Tag verteilt, Füße hochlegen

Bequeme, flache Schuhe sowie Strümpfe aus Baumwolle tragen

Auftragen von Cremes mit Cortison oder Urea, Einmalhandschuhe (Hände) bzw. Frischhaltefolie (Füße) überziehen

Hohen Sonnenschutz verwenden (SPF 30+)

Lieber nicht:

- Haut nicht trocken rubbeln
- Keine Fingerringe und eng anliegende Schmuckstücke tragen
- Keine heißen Bäder nehmen
- Keine Sonnenbäder nehmen
- Hautunverträgliche Reinigungsmittel meiden
- Vermeidung von starkem Druck (schwer tragen, Flaschenverschlüsse aufdrehen, Handwerk)

Das hilft bei Durchfall

Rücksprache mit deinem Arzt, was er verschreiben kann, z.B.: Flohsamen, Immodium, Opiumtinktur

Viel trinken, z.B. Wasser, Sportdrinks, Brühe, klare Säfte, vor allem 1 Glas nach jedem Durchfall

Popo-Dusche (Reisebidet) und superweiches WC-Papier

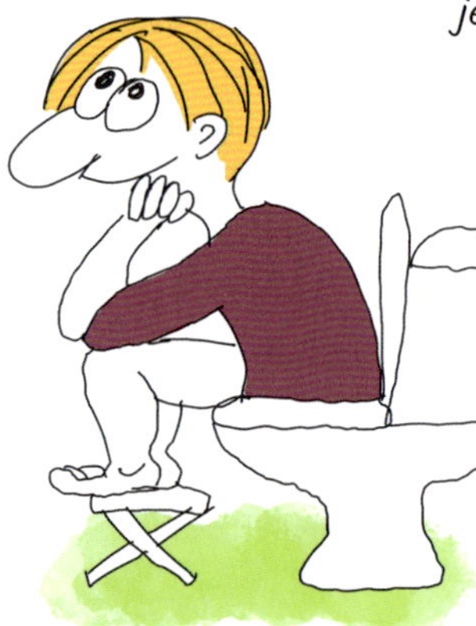

Mehrere kleine Mahlzeiten essen

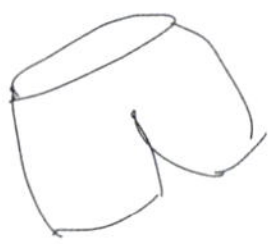

Inkontinenzhöschen (Einweg) – nix läuft unten raus

BRAT-Diät:
Bananen
Reis
Apfelmus
Toastbrot

Kleiner Hocker zur Entlastung

Lieber nicht:

- Alkohol
- Kohlensäure
- Fruchtfleisch (z.B. Orangen- oder Pflaumensaft)
- Scharfe Gewürze
- Milchprodukte
- Sehr fette Nahrungsmittel
- Zu heiße oder kalte Getränke

Das hilft bei Fatigue und Erschöpfung

Rücksprache mit dem Arzt, ob er Rat weiß und Medikamente empfehlen kann

Versuchen, einen regelmäßigen Alltagsrhythmus aufrechtzuerhalten

Körperlich-seelische Balance fördern:
Massagen
Qigong
Hypnose
Akupunktur

Pausieren, wenn nötig

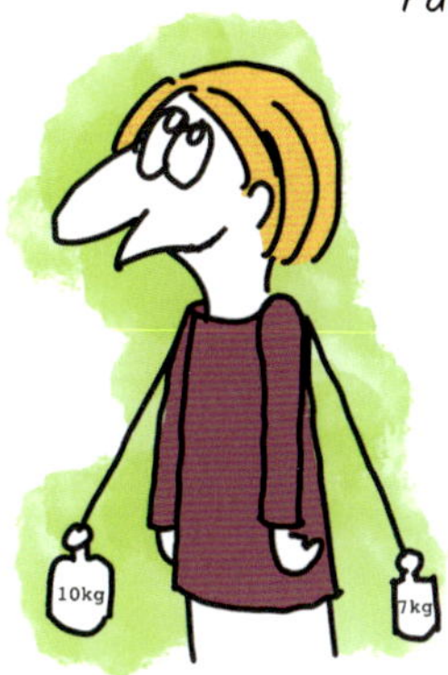

Ausreichend trinken

Ginseng als Tee oder Kapseln

Vitamin D3

Gezieltes Kraft- und Ausdauertraining

Guarana

Sich helfen lassen

Lieber nicht:

- Tagsüber schlafen
- Zu anstrengende Aktivitäten ausüben
- Zu hohe Erwartungen an sich selbst haben

Das hilft bei Gewichtsverlust (Anorexie)

Mit Arzt sprechen über:
Cannabis (z.B. Dronabinol)
Trinknahrung

Ananas (auch gefroren) hilft bei vermindertem Speichelfluss oder Geschmacksstörungen

Hole dir eine onkologische Ernährungsberatung (zahlt die KK)

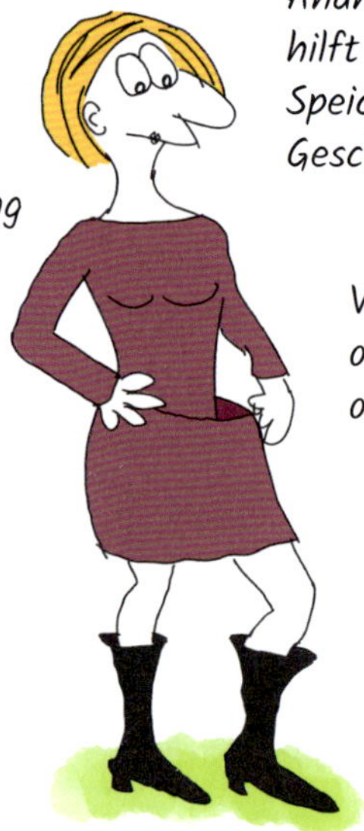

Viele kleine Mahlzeiten oder Snacks, auch ohne Hungergefühl

Pfefferminz- und Ingwertee helfen gegen Übelkeit

Iss, worauf du Lust hast, ganz egal, ob gesund oder nicht

Wähle energie- und proteinreiche Nahrungsmittel, nutze Sahne, Öl und Proteinpulver

Deck dir den Tisch hübsch

Lieber nicht:

- Zwinge dich nicht zu sehr zum Essen
- Iss lieber nicht dein Lieblingsgericht, es könnte dir sonst später nicht mehr schmecken
- Versuche Untergewicht zu vermeiden

Booster für die Seele – ideal für Wartezeiten

Betrachte all meine Tipps wie ein großes Buffet mit kleinen Leckerbissen: Such dir zunächst die heraus, auf die du am meisten Appetit hast. Schau einfach mal, wonach dir ist. Wichtig: Bloß nicht alles auf einmal essen! Die einzelnen Häppchen wollen erst mal gut verstoffwechselt werden, bevor du dir die nächsten einverleibst.

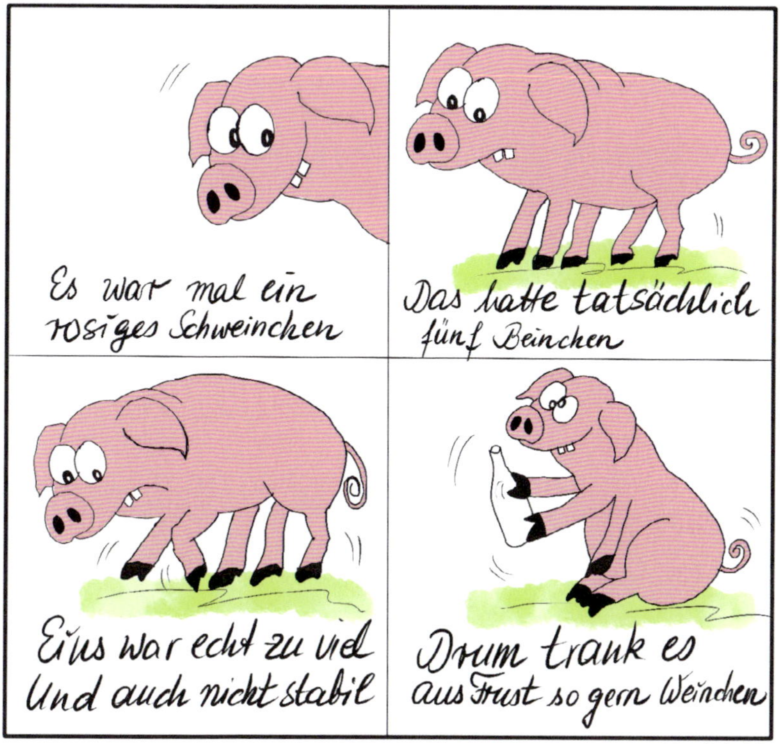
Es war mal ein rosiges Schweinchen
Das hatte tatsächlich fünf Beinchen
Eins war echt zu viel Und auch nicht stabil
Drum trank es aus Frust so gern Weinchen

sabinedinkel.de

Du glaubst gar nicht, was man alles sammeln kann

Zum Beispiel haben es mir Spam-E-Mails angetan. Da sind zum Teil so kuriose Absender dabei, da könnte ich lustige Kurzgeschichten draus schreiben. Oder Flecken, eindrucksvoll in Szene gesetzt, das hat schon was. Einfach ein Foto machen und rein damit ins Buch. Ich matg auch banale Obstaufkleber. Mittlerweile gibt es ja fast nix mehr ohne diese kleinen Kleberchen. Und wenn ich die hier alle ins Buch reinpappe, bis kein Platz mehr ist, finde ich das ziemlich schön. Einfach mal ausprobieren!

Hier eine Liste, was man alles für Sachen sammeln kann:

Runde Dinge • Sachen von Bäumen • lange dünne Sachen • Plastikzeug • Stoff • Dinge vom Gehsteig • wirklich winzige Dinge • Zuckerpäckchen • Samenschoten • Flecken • mitgehörte Gespräche • Typo/Buchstaben • Wörter • Obstaufkleber • tote Insekten (ja, das geht) • flache Gegenstände • Zahlen • Verpackungen • Streifen • gefundene Fotos • absurde Sachen • Knoten • Papier • Aufkleber • Stadtpläne • Farben • Wasserzeichen auf Briefumschlägen • Geräusche • Fragen • Träume • Listen • Blätter • Federn • Wünsche • Inhalte des Spam-Ordners • Gräser • etc.

Meine Sammlung

ABC-Darium

Es regt dich an, spielerisch zu sammeln, welche Ideen in dir stecken. Das geht so:

1. Du schreibst auf einer Seite alle Buchstaben hintereinander weg:
   A
   B
   C
   D
   etc.

2. Dann suchst du dir eine schöne Überschrift, die dir angenehm ist: „Worüber ich gerade glücklich bin" oder „Gute-Laune-ABC".

3. Dann werden die einzelnen Wörter gefüllt:

   A xyz ______________________

   B xyz ______________________

   C xyz ______________________

4. Du kannst es erst mal so bewenden lassen oder weiterschreiben, z. B. indem du einen neuen Text schreibst, in dem so viele Wörter wie möglich aus deinem ABC-Darium vorkommen.

Es ist ein idealer Schutz vor dem weißen Blatt.

ABC-Darium zum Selbstausprobieren

____

A ______________________________
B ______________________________
C ______________________________
D ______________________________
E ______________________________
F ______________________________
G ______________________________
H ______________________________
I ______________________________
J ______________________________
K ______________________________
L ______________________________
M ______________________________
N ______________________________
O ______________________________
P ______________________________
Q ______________________________
R ______________________________
S ______________________________
T ______________________________
U ______________________________
V ______________________________
W ______________________________
X ______________________________
Y ______________________________
Z ______________________________

Schnieptröte-Schimpfwörter

Es ist so herrlich, sich Schimpfwörter für seine Schnieptröte auszudenken! Folgende drei Ideen:

1. Schimpfwörter aus einer Gemüse-Tier-Kombination
   Du Lauch-Tomate
   Du Sellerie-Teckel
   etc.

2. Schimpfwörter aus einer Obst-Tier-Kombi
   Du Himbeer-Made
   Du Erdbeer-Spinne
   etc.

3. Schimpfwörter aus dem Pilzbestimmungsbuch
   Du natternstieliger Schleimfuß
   Zerfrettelter Grunzwanzling
   Du Pupspilz
   Fransiger Wulstling
   etc.

Anschließend kannst du deine neuen Erfindungen in ganze Sätze einbinden. Das macht Spaß!
„So was muss ich mir von einer Krausen Glucke nicht anhören!"
„Als zinnoberroter Pustelpilz wäre ich da eher vorsichtig!"

Schnieptröte-Schimpfwörter zum Selbstausprobieren

Klebe ein Bild aus Fundstücken

Geh in einen Park in deiner Nähe. Du musst finden:
1 Bonbonpapier, 1 Stück Plastik, 1 Grashalm

Sobald du das zusammen hast, kleb es hier ins Buch.
Versuche daraus ein lustiges Bild zu machen.

Schreibe eine Geschichte aus einem beliebigen Satz in einem Roman

Nimm einen Roman aus deinem Bücherregal und schlage ihn auf irgendeiner Seite auf. Schreibe den ersten Satz, den du liest, hierhin. Mache eine kleine Geschichte daraus.

Schreibe eine Geschichte aus einem beliebigen Satz in einem Kochbuch

Nimm ein Kochbuch aus deinem Bücherregal und schlage es auf irgendeiner Seite auf. Schreibe den ersten Satz, den du liest, hierhin. Mache eine kleine Geschichte daraus.

Gestalte eine total bunte Collage

Klebe alle Papierstücke, Bons, Kärtchen, Visitenkarten etc. hier auf die Seite, bis sie total voll ist.

Gestalte eine Collage mit Dingen, die dir guttun

Gestalte deine Muckelecke, in der du dich geschützt fühlst. Klebe Dinge hinein, die dir richtig guttun. Dekoriere die Seite mit schönen Fotos, Texten oder mit was immer du zu 100 Prozent magst. Es soll eine richtig schöne Wohlfühlseite werden, die dir guttut.

Klebe Sätze zu einem Gedicht zusammen

Nimm dir einen leeren Zettel mit Linien. Schreibe einen Satz in jede Zeile. Egal was, einfach machen, überraschen lassen, was rauskommt. Wenn der Zettel vollgeschrieben ist, schneide die einzelnen Zeilen aus. Klebe sie hier in dem Buch zu einem Gedicht zusammen.

Wie viel Zeit verbringst du mit schönen Tätigkeiten?

Betrachte die Liste mit den Dingen, die dich mit Glück erfüllen (siehe Seite 45). Wie viel Zeit deines Tages verwendest du für diese schönen Tätigkeiten? Trage das Ergebnis in die Uhren ein. Wie kann sich das noch steigern?

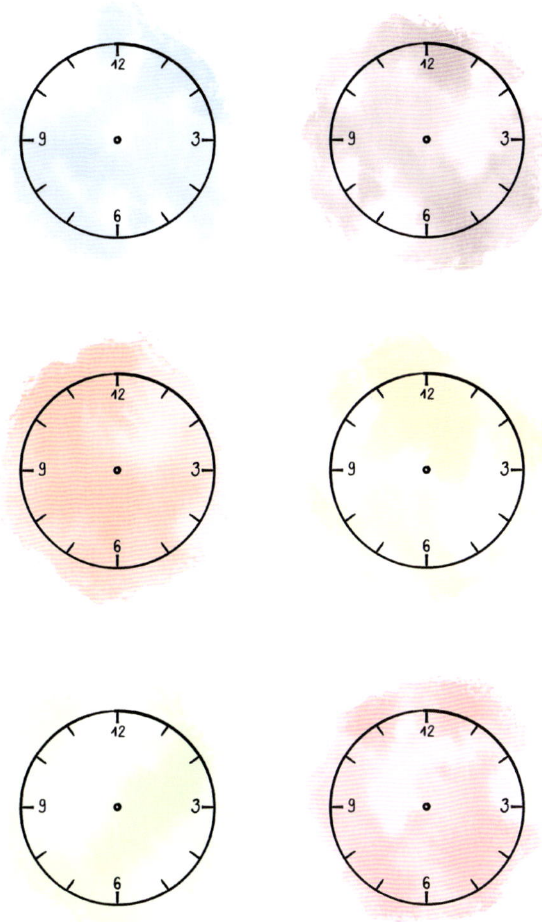

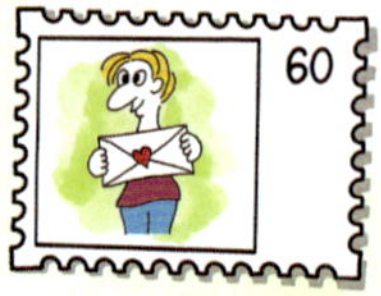

Deine Briefmarkensammlung

Auf diese Seite klebe alle Briefmarken, die du ab jetzt bekommst.

Inspiration aus dem Ü-Ei

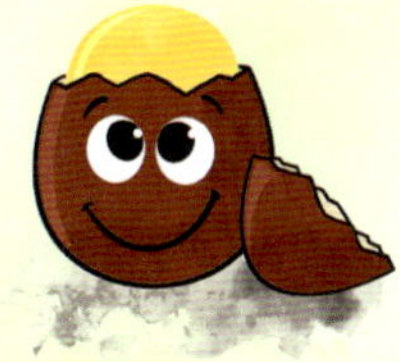

Geh los und kaufe dir ein Ü-Ei. Wenn du wieder zu Hause bist, wickle es aus. Schau, was drin ist. Schreibe, ohne groß drüber nachzudenken, was dieses Ei dir sagen möchte. Einzige Bedingung: Es muss dir wohlgesonnen sein: freundlich, wohlmeinend, positiv.

Sieh deine Umgebung mit neuen Augen an

Schreibe zehn Sachen über den Ort auf, an dem du dich gerade befindest, die dir nicht aufgefallen sind, als du dich dort hingesetzt hast. Benutze deine Sinne. Mach es schnell. Übe keine Selbstzensur. Los geht's!

Hier kannst du ab jetzt alle deine Obstaufkleber hineinkleben

Wovon möchtest du dich gerne verabschieden?

Schreibe in die Luftballons, wovon du dich gerne verabschieden möchtest: Gewohnheiten, Gedanken etc. Wenn die Seite irgendwann voll ist, gehe nach draußen und lass die Gedanken symbolisch zum Himmel aufsteigen.

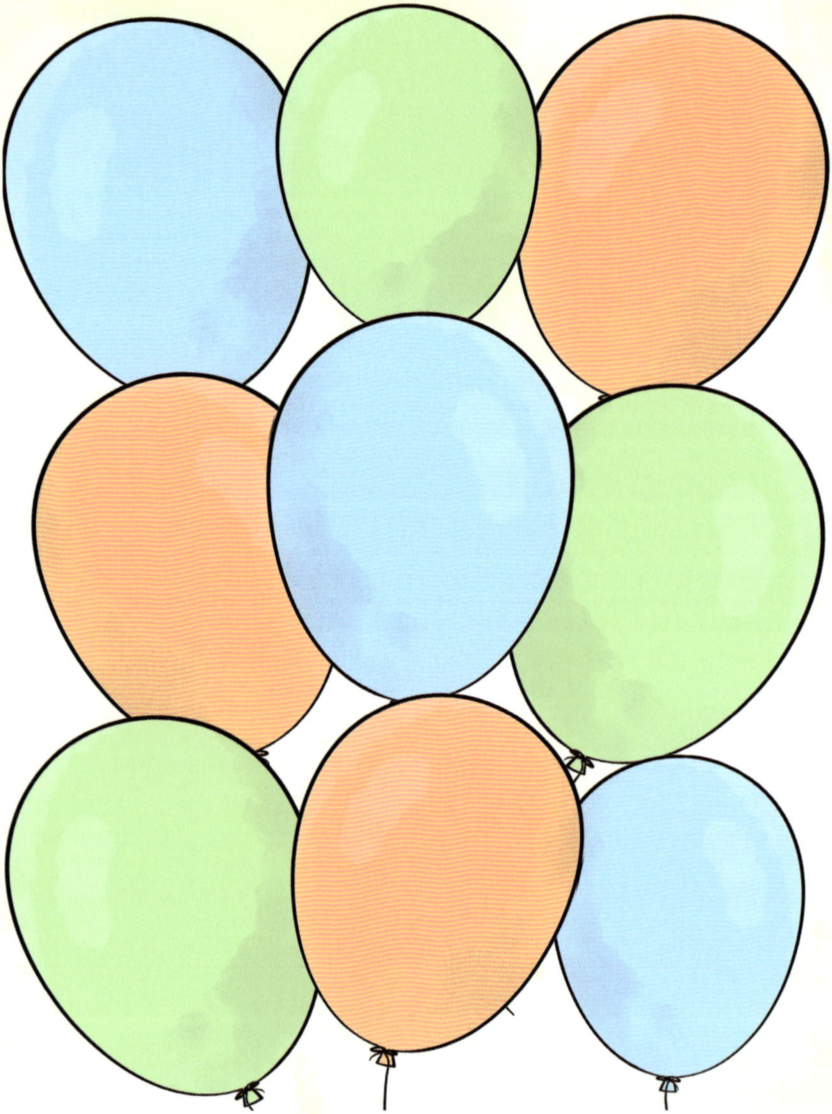

Dein Tag auf einem Plakat

Dokumentiere einen bemerkenswerten Tag aus deinem Leben. Du kannst Fotos einkleben, Eintrittskarten etc.
Wenn du magst (Option): Wenn die Arbeit fertig ist, mach eine Kopie davon. Verschenke eine an eine gute Freundin. Sie bekommt jetzt die Aufgabe, auch so etwas zu machen und dir eine Kopie zu schenken. Freu dich drauf!

„Losruckellose"

Hier gibt es ein paar Vorschläge für „Losruckellose" von mir, die du nach eigenem Ermessen erweitern kannst. Du kannst sie ausschneiden und Lose daraus basteln, dann hast du noch einen Zusatznutzen: Du weißt nicht, welches Los zu ziehst. Ich mache es so, dass ich insgesamt drei Lose ziehe (ich brauche Auswahl) und eines davon mache.

„Losruckellose" zum Ausschneiden

Überlegen und aufschreiben: Wofür werde ich von anderen geschätzt?	In die Badewanne gehen, Musik dazu und es mir schön machen	Etwas Leckeres backen oder mir beim Bäcker etwas kaufen und dann: genießen!	Eine kleine Ecke in einem Zimmer besonders hübsch machen
Aus einer leeren Klorolle etwas Lustiges basteln	Steine bemalen, ggf. draußen aussetzen, damit sich jemand drüber freut	Mich durch den Kleiderschrank probieren	Im Garten etwas von einer an eine andere Stelle pflanzen
Ein 5-Minuten-Bild malen und auf Social Media posten	Mich 30 Minuten mit meinem Haustier beschäftigen, es kraulen, bürsten oder mit ihm spielen	Mir eine Massage buchen	Glückscollage basteln (Stichwort: Moodboard oder „Mut-Board")
Einkaufszettel für lustiges Zeug schreiben und mir davon was gönnen	Aufschreiben, worüber ich mich heute schon freuen konnte	5 Minuten auf einem Bein stehen	In eine Kirche gehen
Tagebuch schreiben	In eine schöne Ausstellung gehen	Drei Dinge um mich herum drapieren, die mich richtig froh machen	Jemandem einfach so eine kleine Freude bereiten

Jemandem Danke sagen (Telefon) oder schreiben (Brief, Karte)	Aufschreiben, worüber ich heute schon gelächelt habe	Mich selbst 5 Minuten umarmen	Möbel in einem Zimmer umstellen
Mich selbst eine Minute im Spiegel anlächeln	Auf Instagram drei schöne Hashtags abonnieren	30 Minuten in einem Roman lesen, bei Bedarf natürlich auch länger	Etwas reparieren
Papier zerreißen, zerknüllen und in eine Ecke pfeffern	Ein Mandala im Internet suchen, ausdrucken und ausmalen	T-Shirt für jemand Nettes gestalten: besticken, bedrucken etc.	Mir 7 Dinge wünschen, auch total verrückte (aufschreiben)
Jemandem, den ich schätze, eine wirklich witzige Karte schicken	Im Lieblingsrestaurant die Nummer 48 bestellen	Etwas absagen bzw. schwänzen	Jemandem einen Blumenstrauß schicken
Etwas dichten: ein Haiku, einen Pantun oder einen Limerick	Innerhalb von 15 Minuten einen kurzen Blogartikel schreiben und veröffentlichen	Drei schöne Fotos aus Alltagsgegenständen arrangieren und auf Instagram posten	Lustige Tiervideos auf YouTube gucken
Draußen 10 Teile Müll aufsammeln und entsorgen	In eine U-Bahn oder einen Bus setzen und bis zur Endhaltestelle fahren. Und wieder zurück.	Vergissmeinnicht in den Garten pflanzen	Das Sofa verprügeln
Bequeme Unterwäsche anziehen, egal wie sie aussieht	Ein Eis essen (gehen)	Ein Glas Wein genießen	Eine lustige Playlist zusammenstellen

→

Jemandem ein fröhliches Geschenk aussuchen	Schöne Fotos anschauen	Was richtig Stylishes anziehen und in dem Outfit ins Café gehen	Ein Kreuzworträtsel lösen
Einen Text mit der „falschen Hand“ schreiben	5 Minuten Wolken am Himmel beobachten	30 Minuten ein Computerspiel spielen	Bett frisch und kuschelig beziehen
Beliebig Punkte auf einem Blatt verteilen und dann versuchen, durch Verbinden eine Figur zu zeichnen	Kaugummi kauen – je sonderbarer die Geschmacksrichtung, desto besser	Im Zimmer irgendeinen Gegenstand ausgucken und im Internet nach allen verfügbaren Informationen hierzu suchen	Ein Ammoniak-Riechfläschchen öffnen und kurz dran riechen (das bürstet unter Garantie alle Synapsen in eine Richtung glatt)
Zu einem Lied tanzen	Einmal um den Häuserblock spazieren	Laut Musik hören, dass es kracht	Jemandem eine Messenger-Nachricht schicken
Mit geschlossenen Augen zehn Minuten barfuß gehen	Zehn Minuten Vögel zwitschern hören	Progressive Muskelentspannung nach Jacobson machen (ggf. googeln, wie das geht)	Eiswürfel unter der Zunge zergehen lassen
Ahoi-Brausepulver in den Mund schütten	Ein Nickerchen machen	In 7er-Schritten von 103 rückwärts zählen	In ein Café gehen und den teuersten Kuchen bestellen

Losruckellose erstellen

Und jetzt du! Welche kleinen Aufgaben fallen dir ein, die dir dabei helfen können, „loszuruckeln" und aktiv zu werden?

Kleine Helfer im Alltag – die „zuversichtlichen Zehn“

In dem Buch *Zuversicht: Wie wir in Krisenzeiten die innere Freiheit bewahren* von Ulrich Schnabel habe ich so wunderbare Punkte gefunden, dass ich sie dir unbedingt weitergeben will. Sie fassen alles auf einfachste Weise zusammen, wenn es darum geht, auch in schwierigen Momenten wieder Mut zu fassen. Im Grunde geht es als Allererstes darum, aufzutanken, wenn man einfach nicht mehr kann. Egal, wie lange das dauert, zuerst muss man dafür sorgen, dass wieder Energie in den Körper kommt. Nach einer solchen Pause sieht das Leben schon wieder ganz anders aus.

Danach ist meist ein kleiner Booster dran: Ich bewege mich ein wenig, um wieder Schwung zu bekommen. Gut ist es auch, drei Minuten Dankbarkeitstagebuch zu schreiben, um das, was gut läuft, wieder ins Bewusstsein zu bringen. Doch manchmal reicht das nicht aus, denn manchmal ist wirklich alles ätzend. Da wird dann eben für eine Weile der ganze elende Zustand des Lebens betrauert. Das muss auch mal sein. Wichtig ist, nicht drin stecken zu bleiben.

Manchmal traue ich mich auch, vorsichtig ein kleines Lichtlein anzuzünden und etwas zu tun, das mir guttut. Gleichzeitig achte ich darauf, meine Hoffnung zu pflegen. Denn ohne wird es ja auch nicht besser. Wenn ich dann auch noch etwas Sinnvolles und Wertvolles an andere weitergeben kann – dann kann nichts mehr schiefgehen.

Und man mag es fast nicht glauben: Man kann das Smartphone auch für eine Weile weglegen. Man muss nur erst mal den Teufelskreis durchbrechen. Vielleicht hast du Lust, dich auch mit den „zuversichtlichen Zehn“ anzufreunden. Ich finde, es lohnt sich.

1. Mich erholen und meinem Körper Ruhe geben

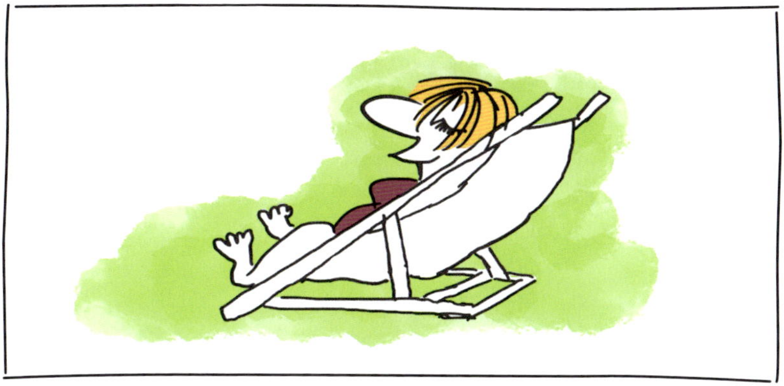

Ich gönne mir eine ausreichende Pause, damit mein Körper sich regeneriert. Wenn ich erholter bin, sehe ich die Dinge bald positiver.

2. Ich gönne mir Bewegung

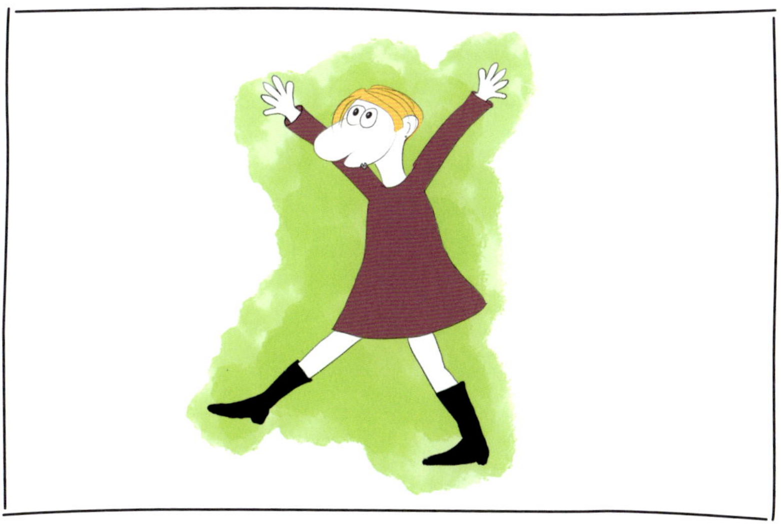

Ich nutze eine aufrechte Körperhaltung, gehe eine Runde spazieren, tanze zwei Lieder oder sauge Staub. Und meinen Geist rege ich ebenfalls an, aktiv zu werden: Ich höre Musik, lese oder treffe einen Freund.

3. Ich weite meinen Blick

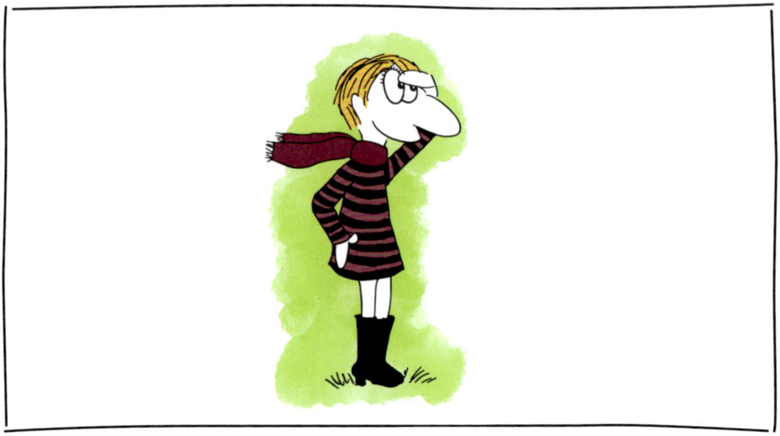

Ich mache mir bewusst, was alles gut läuft, und trage es in mein Dankbarkeitstagebuch ein. Zum Beispiel: Heute scheint die Sonne, ich habe eine echt lustige Postkarte bekommen und freue mich auf den Kartoffelsalat, der im Kühlschrank auf mich wartet.

4. Shit happens!

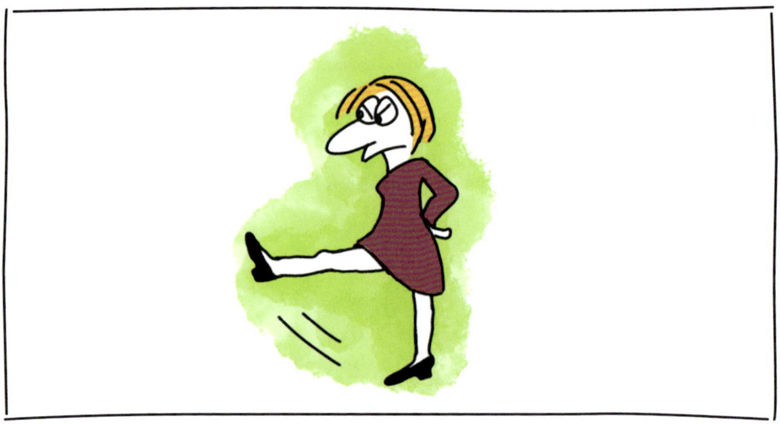

Irgendwas ist ja immer! Meine Abwehrkräfte entstehen ja erst, wenn ich es mit Schwierigkeiten zu tun bekomme. Und da jeder irgendwann Probleme hat, kann auch ich meine seelische Widerstandskraft trainieren. Ich will mich nicht als Opfer fühlen, daher entscheide ich, wie ich den Shit bewerte.

5. Ich zünde mir ein Licht an

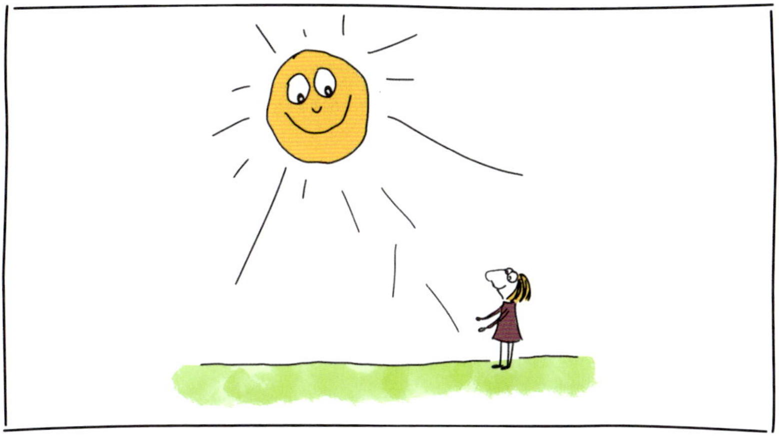

Statt über die Dunkelheit zu jammern, suche ich mir etwas, das mich aufhellt: Ich schreibe oder zeichne, kuschele mich mit meinen Hunden auf dem Sofa ein oder lese ein schönes Buch. Manchmal lege ich mich auch einfach nur schlafen.

6. Ich traue mich, Hoffnung zu haben:

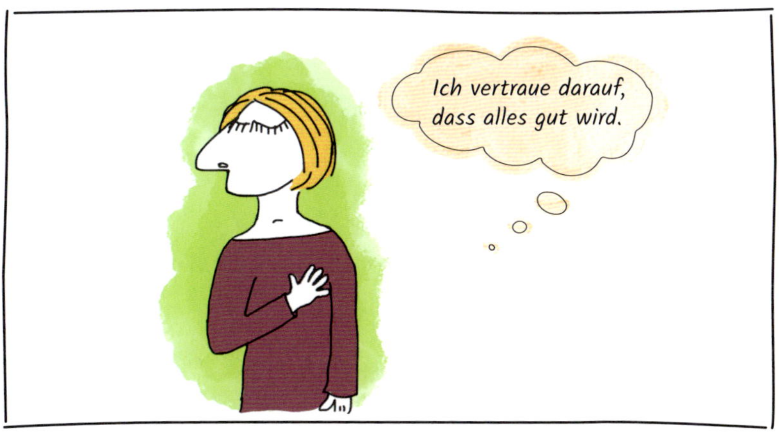

Ich vertraue darauf, dass alles gut wird. Ich bin sehr pragmatisch und realistisch. Dennoch habe ich irgendwo tief in mir drin einen kleinen Hoffnungstank. Den zapfe ich an, denn es wird mir zu 100 Prozent mehr bringen als schaden.

7. Ich vermeide den „iBuckle"

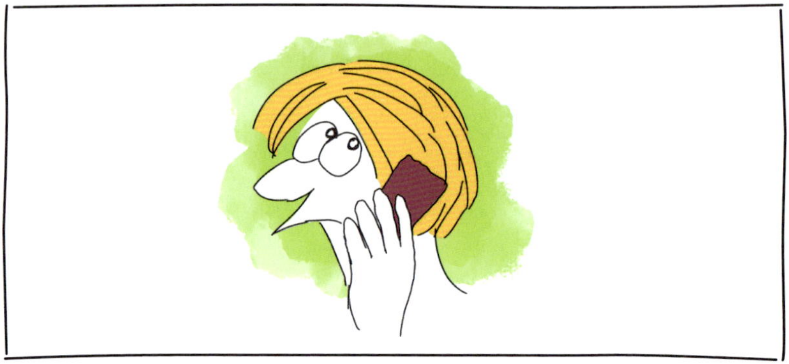

Digitale Medien sind schnell. Sie schüren Ängste und betonen negatives Feedback. So pflegen wir unsere Ängste ganz nebenbei. Und wenn wir ständig nach vorne übergebeugt aufs Handy gucken, fördern wir unsere schlechte Laune, weil wir so ungünstig sitzen. Darum: Immer wieder weglegen!

8. Ich fördere die Resonanz

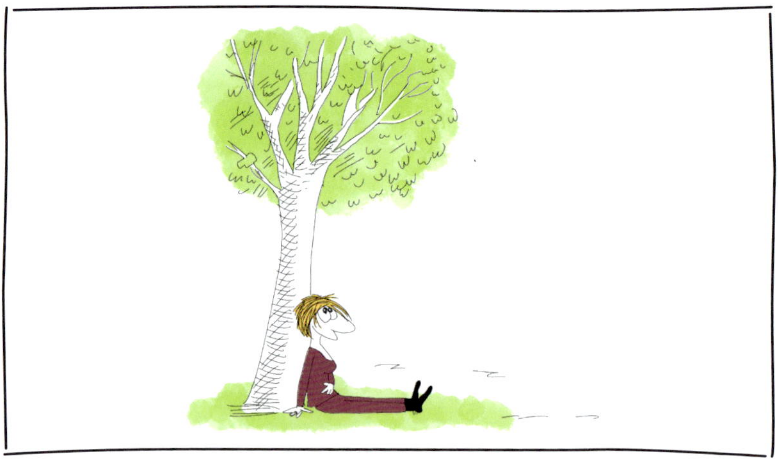

Ich habe Quellen, bei denen ich das Gefühl habe, innerlich nach Hause zu kommen: Freunde, gute Bücher, Musik, Poesie, die Natur, meinen Lieblingsbaum, eine Bank im Park, mein Lieblingscafé und so vieles mehr. Diese geben mir in herausfordernden Zeiten eine Menge Halt.

9. Ich folge dem Sinn

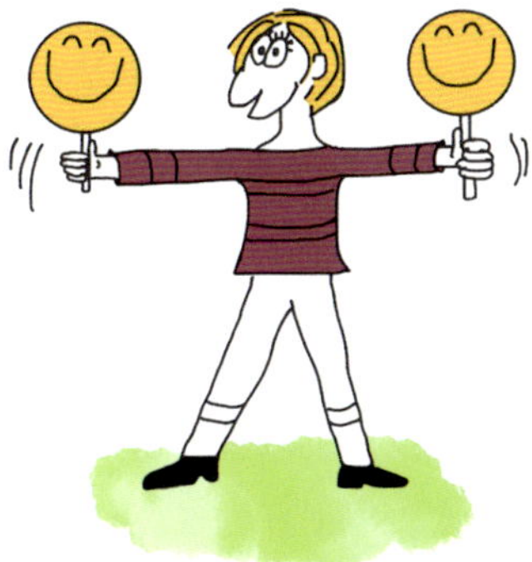

Wenn ich mein Tun als sinnvoll erlebe, habe ich eigentlich schon gewonnen. Hauptsache, die Richtung, in die ich mich fortbewege, ist für mich stimmig. Und das ist sie: Indem ich anderen helfe, eine neue Sicht auf das Gute im Schlechten zu entwickeln, habe ich erreicht, was ich wollte.

10. Ich gebe etwas weiter

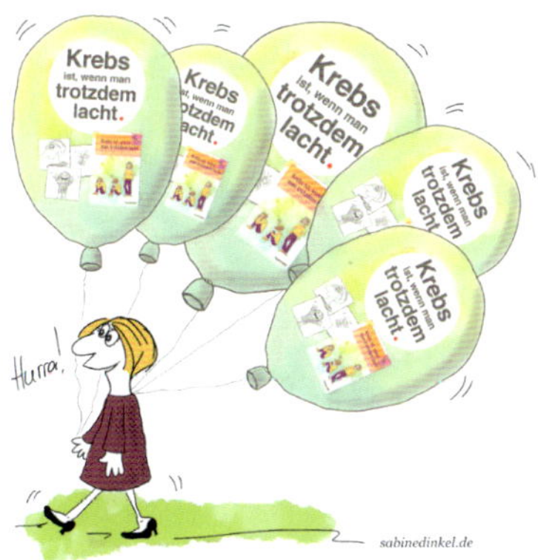

Die Erkrankung hat mich gelehrt, mein Leben völlig neu zu betrachten. Viereinhalb Jahre habe ich wertvolle Erfahrungen gesammelt.
Mein Sinn ist es, diese an andere Erkrankte weiterzugeben. Egal, wie es für mich irgendwann ausgeht: Je mehr Menschen dieses Wissen bekommen, desto schöner lebt es sich. Das macht mich so froh!

Is This The End?

„Oh weh, jetzt kommt sie doch mit dem Ende. Wir haben es doch gleich gewusst!" Und ja, ich komme mit dem Ende. Wenn nicht hier, wann denn dann? Und das muss gar nicht gruselig sein!

Wir haben auf den Busch geklopft und gucken jetzt, was rauskriecht.

Vic Mackey in der Fernsehserie The Shield

Das Gefühl, vorbereitetet zu sein, ist unschlagbar gut! Ich bin davon überzeugt: Wenn sich die Gesellschaft besser um ihre Toten kümmert, geht es auch den Lebenden besser. Und es wird kommen, da bin ich mir ganz sicher. Es gibt schon so viele tolle Vorboten, die sich für ein besseres Miteinander von eigener Endlichkeit und Weiterleben befassen. Dazu habe ich eine Grafik entwickelt, die sich an einem Erklärmodell von meiner Lebens- und Sterbeamme Claudia Cardinal orientiert. Es geht darum, einerseits die eigene Endlichkeit in den Blick zu nehmen und andererseits das Weiterleben zu zelebrieren. Aus beiden Polen entsteht eine Spannung, die das Leben doch wahnsinnig aufregend und sinnerfüllt machen kann. Wenn wir es schaffen, weder das eine noch das andere mit einem „zu viel des Guten" über lange Zeit überzustrapazieren, sollte es doch was werden.

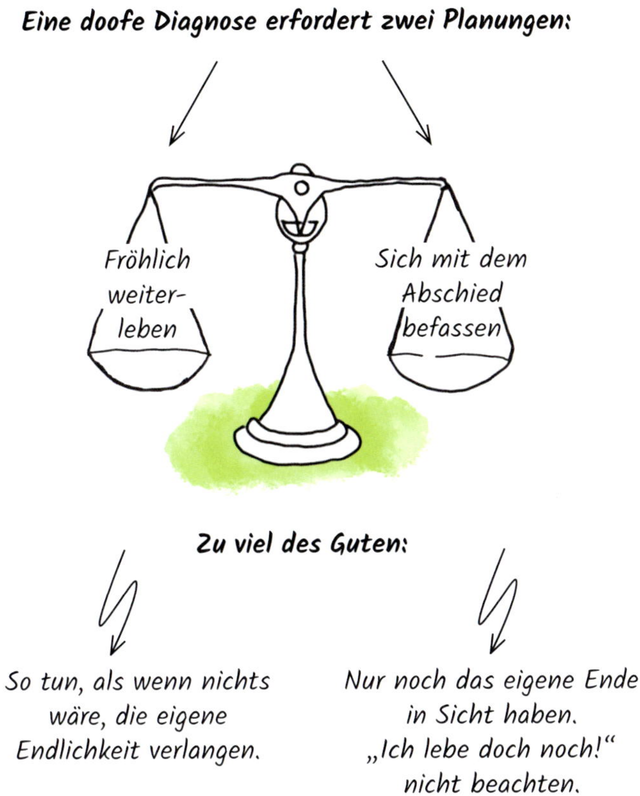

Richard Smith ist ehemaliger Herausgeber des *British Medical Journal*. Er behauptet, der Krebstod sei die beste Art zu sterben! Es gebe im Wesentlichen vier Arten zu sterben: erstens der plötzliche Tod, zweitens der langsame Tod durch Demenz, drittens der Auf-und-Ab-Tod durch Organversagen und viertens der Krebstod.

Ein Großteil der Menschen mag einen plötzlichen Tod bevorzugen, zack, aus und vorbei. Doch das kann sehr hart für die Hinterbliebenen werden, besonders wenn man eine wichtige Beziehung verletzt und ungekittet zurücklässt.

Das Gute am Krebstod: Man kann …

- sich verabschieden,
- das eigene Leben reflektieren,
- Botschaften hinterlassen,
- vielleicht die besonderen Plätze ein letztes Mal besuchen,
- die liebsten Lieder hören,
- geliebte Gedichte lesen,
- Danke sagen,
- einfach nur sein,
- und sich – entsprechend des eigenen Glaubens – darauf vorbereiten, seinen Schöpfer zu treffen.

Mir gefällt der Gedanke inzwischen ziemlich gut! Ich selbst möchte nicht schnell sterben, ich möchte in Ruhe von der Welt schreiten. Sehr gerne möchte ich ausreichend Zeit im Hospiz haben. Ich werde in der Welt sein – bis zum letzten Augenblick!

Lebensfest

Ich habe schon zum dritten Mal eine Art Flohmarkt gemacht, sprich: Dinge, die ich in neue Hände geben möchte, habe ich aussortiert. Der Erlös fließt in mein Lebensfest. Das heißt, dass ich – je nachdem, wie ich so drauf bin – ein kleines Fest mache. Mit leckerem Essen, schöner Musik und einem netten Beisammensein mit lieben Menschen. Das wäre ein Traum, wenn das klappt. (Alternativ kann das Ganze natürlich auch direkt in meine Trauerfeier fließen. Wobei es anders einfach schöner wäre.)

„Heinz Ketchup. Aber das ist die Coca-Cola der Würzsoßen!"
„Ich weiß, aber manchmal muss man mit der tanzen, mit der man gekommen ist."

Don Draper in der Fernsehserie Mad Men

Meine Beerdigungsfeier

- Jeder soll etwas Geringeltes anhaben: ein Oberteil, einen Schal oder etwas Ähnliches. Als Ausdruck meines Wunsches, ein kleines Zeichen mit meinem Namen „Bine" zu setzen.

- Jeder bekommt von mir einen Kopfputz in Form von „Kopfbömmelchen". Damit meine so etwas zum Aufsetzen, wie ich es oft auf meinen Lesungen aufhabe. Das dürfte ziemlich lustig werden.

Ich vererbe kleine Köfferchen

Von meiner Sterbeamme habe ich die wunderbare Idee, an bestimmte Menschen kleine Köfferchen zu vererben. Diese Köfferchen fülle ich Stück für Stück mit liebsamen Erinnerungen. Ein paar Ideen:

- Es werden ein paar Menschen ihre Briefe von mir zurückbekommen. Es wird bestimmt ein Spaß, die zu lesen.
- Dann bekommt jemand meine lustigen Mützen.
- Es gibt Bücher, die ich gerne weitergeben möchte.
- Aber auch Schmuckstücke, die mir wichtig waren.
- Ob wohl jeder einen silbernen Löffel von mir bekommt? Claudia will das für ihre Hinterbliebenen machen. Mich macht es auch irgendwie neugierig. Hab' ja jede Menge alter Löffel zu Hause.
- Auch Steine mit Bassets will ich auf die einzelnen Kisten verteilen.

Das Tolle daran: Es macht schon zu Lebzeiten so einen Spaß, diese kleinen Köfferchen zu füllen!

> Wenn ich dem Tod begegne, möchte ich zu spät kommen, verliebt sein und ein bisschen betrunken.
>
> *Atticus*

Schnippelbuch

Vor zwei Jahren bekam ich durch Zufall ein Buch in die Hand, das es mir sofort angetan hat. „Mach dir deine Welt, wie du sie gerne hättest", ruft die Künstlerin Keri Smith uns zu. Das ließ ich mir nicht zweimal sagen und fing an, das Buch mithilfe von Collagen zu verwandeln. Ich merkte irgendwann, dass ich dabei war, mir eine spannende Welt zu schaffen, in die ich reisen würde.

Wenn ich eh nicht weiß, was mich nach meinem Tod erwartet, kann ich mir doch ausdenken, was ich will. Und habe wenigstens zu Lebzeiten viel Spaß dabei, mir die verschiedenen Dinge auszuhecken. Außerdem wissen meine Hinterbliebenen so immer ganz genau, wo ich bin.

Mein Schnippelbuch

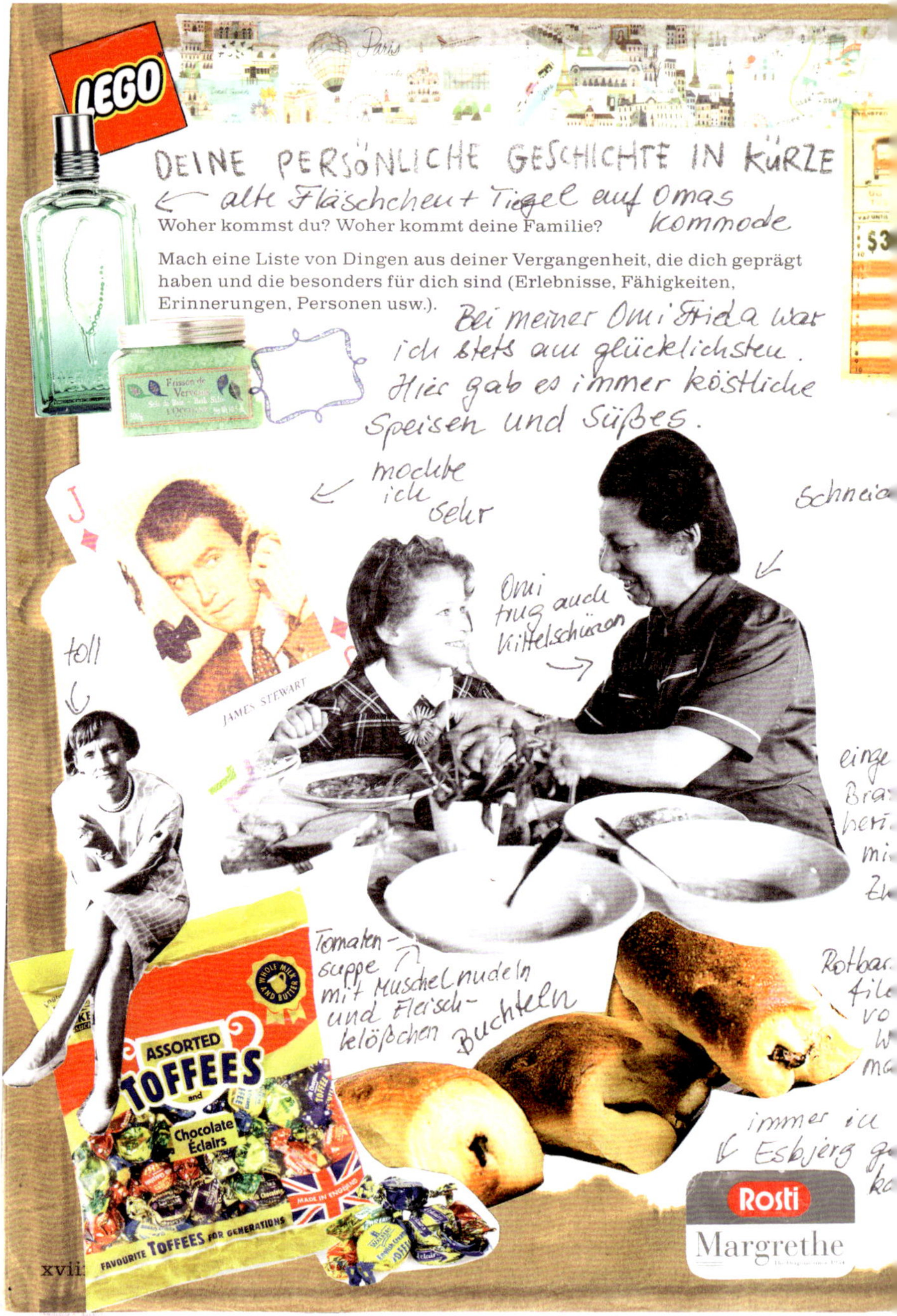
LEGO
DEINE PERSÖNLICHE GESCHICHTE IN KÜRZE
← alte Fläschchen + Tiegel auf Omas Kommode
Woher kommst du? Woher kommt deine Familie?
Mach eine Liste von Dingen aus deiner Vergangenheit, die dich geprägt haben und die besonders für dich sind (Erlebnisse, Fähigkeiten, Erinnerungen, Personen usw.).
Bei meiner Omi Frida war ich stets am glücklichsten. Hier gab es immer köstliche Speisen und Süßes.
mochte ich sehr
JAMES STEWART
toll
Omi trug auch Kittelschürzen
Tomatensuppe mit Muschelnudeln und Fleischklößchen
Buchteln
ASSORTED TOFFEES and Chocolate Éclairs
FAVOURITE TOFFEES FOR GENERATIONS
MADE IN ENGLAND
Rosti
Margrethe
xvii

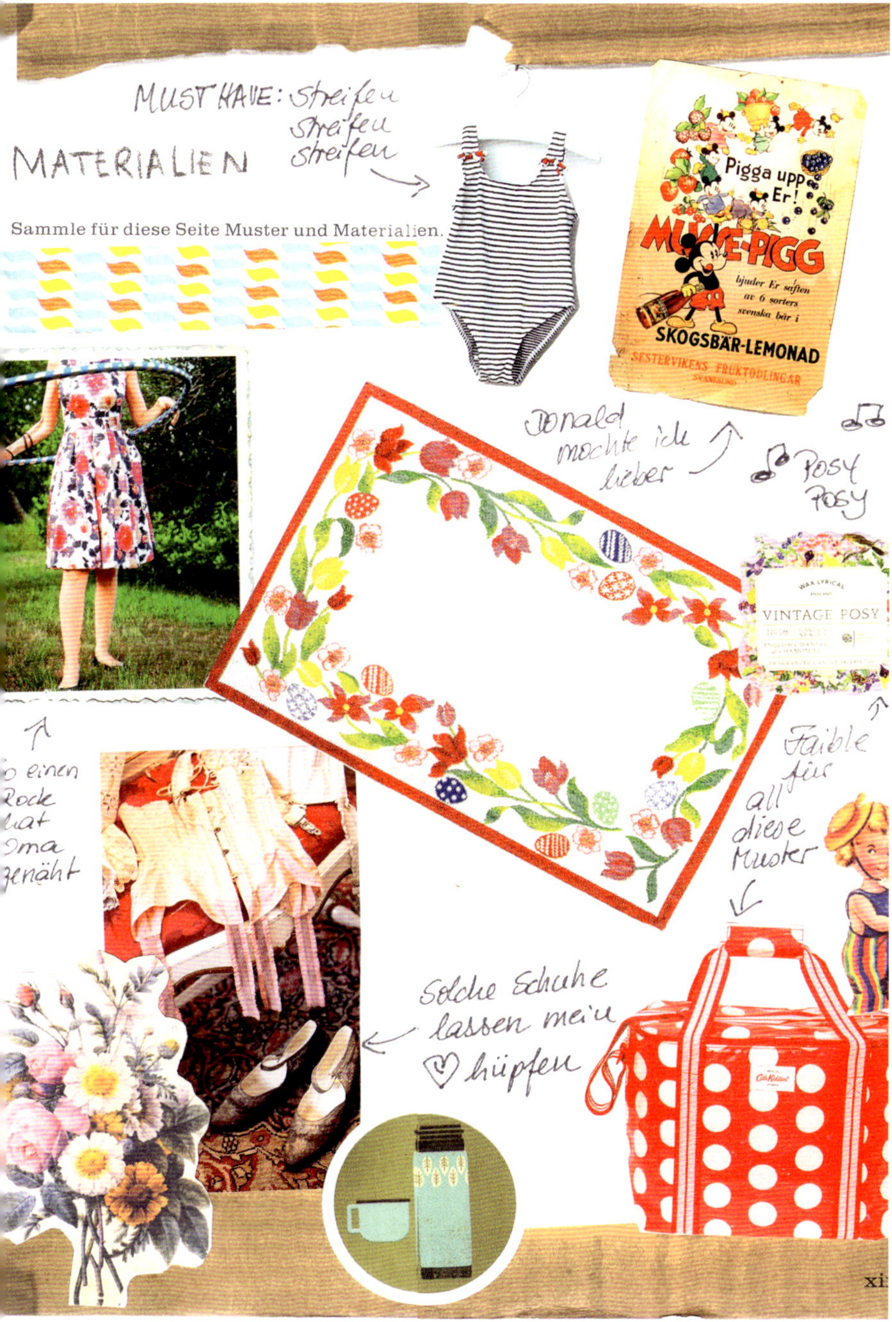
MUST HAVE: streifen streifen streifen
MATERIALIEN
Sammle für diese Seite Muster und Materialien.
Pigga upp Er!
bjuder Er saften av 6 sorters svenska bär i
SKOGSBÄR-LEMONAD
SESTERVIKENS FRUKTODLINGAR
Donald möchte ich lieber
Posy Posy
WAX LYRICAL
VINTAGE POSY
einen
Rock
Oma
Faible für all diese Muster
Solche Schuhe lassen mein ♡ hüpfen

In der Zeit des anderen sein

Etwas, was ich ganz wichtig finde, was mir aber bis vor Kurzem gar nicht bewusst war: Für den Sterbenden wird jede Minute wichtig. Für den anderen ist jede Minute eine von unendlich vielen, die noch kommen werden. Beide – Sterbender und Umwelt – erleben Zeitdruck. Es ist daher ganz wertvoll, sich als Gesunder in die Zeit des Sterbenden zu begeben. Als Gesunder muss ich erkennen, in welcher Zeit der andere gerade ist und mich dem anpassen. Es ist meine Aufgabe, mit ihm in *seine* Zeit zu gehen. Es zählt das JETZT. Kurzum: Zwei sind im selben Augenblick in der Zeit unterwegs – gemeinsam. Wenn das nicht eine schöne Vorstellung ist!

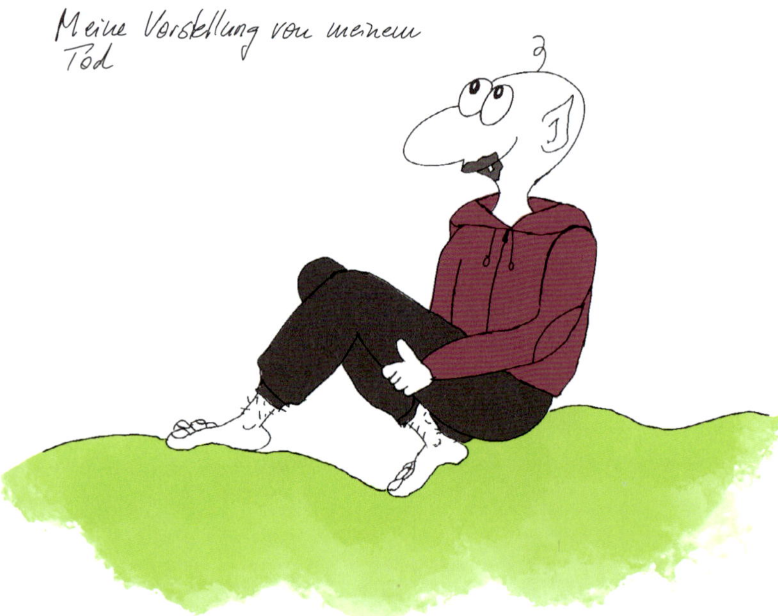

Ein Bild machen

Das ist das Bild, das ich vor zwei Jahren von meinem Tod gezeichnet habe. Er ist ein freundlicher Gesell, der mir nichts Böses möchte.

- Ich habe das Gefühl, dass er und ich eine gute Zeit haben werden.
- Ein großer Teil Neugierde ist auch dabei.

Es ist gar nicht so schwer, seine Dinge zu ordnen:

- Testament
- Vorsorgevollmacht
- Patientenverfügung
- Betreuungsvollmacht
- Passwörter deponieren
- Ordner mit den wichtigsten Unterlagen machen

Wenn du das von der Backe hast, wird es dir sehr viel besser gehen. Du kannst dich wieder dem Leben zuwenden.

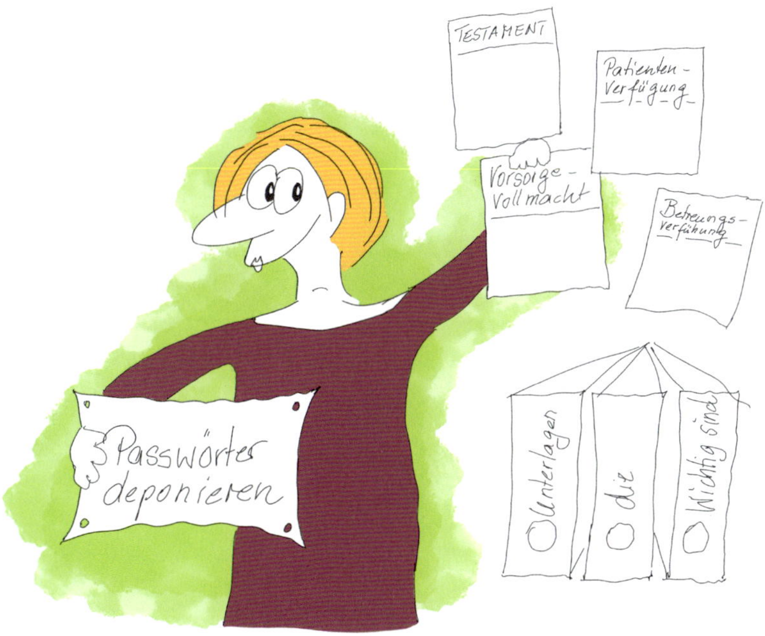

Und noch abschließend

Mein Mann und ich haben ein schönes Bild gefunden: Ich werde ja aller Voraussicht nach vorgehen. Ich nehme mein Handtuch mit. Und wenn ich dann meinen „Durchschlupf" endgültig gefunden habe, besetze ich einen Liegestuhl am Pool – für ihn, wenn er denn so weit ist.

Buchtipps:

- *Keri Smith: Meine Welt! Ausgedacht und aufgezeichnet von. Verlag Antje Kunstmann, 2015.*
- *Felix Hütten: Sterben lernen: Das Buch für den Abschied. Carl Hanser Verlag GmbH & Co. KG, 2019.*
- *Stiftung Warentest: Das Vorsorge-Set: Patientenverfügung, Testament, Betreuungsverfügung, Vorsorgevollmacht. Stiftung Warentest, 2019.*
- *Stiftung Warentest: Schnelle Hilfe im Trauerfall: Bestattung regeln, Verträge kündigen, Erbe antreten oder ausschlagen, Hinterbliebenenrente beantragen. Stiftung Warentest, 2018.*

Nachwort von Claudia Cardinal

Lebens- und Sterbeamme

„Die Tür geht auf, die Tür geht zu – und niemand lässt die Tür in Ruh'!" Das war der erste Satz, den ich als kleines Mädchen lesen konnte. Plötzlich und zum ersten Mal hatten diese kleinen schwarzen Zeichen, die manchmal wie Fliegenbeinchen auf einem Blatt Papier aussehen, einen Sinn bekommen. Es war, als hätte ich eine geheime Wissenschaft zu meinem Eigen gemacht. Damit habe ich in meinem Leben die Tür zum Lesen aufgestoßen.

Erst viel, viel später ist mir aufgefallen, was es mit dem erstmals gelesenen Satz und Türen im Allgemeinen auch noch auf sich haben könnte.

Eines Tages nämlich, damals, als unser Leben begann, sind wir durch eine Tür aus dem Nirgendwo hierher auf die Erde gekommen. Das ist die Eingangstür zum Haus des Lebens. Beim Betreten des Hauses haben wir ein manchmal wunderbares und manchmal seltsam aussehendes Kostüm geliehen bekommen. Das gibt es in ganz verschiedenen Farben und Formen. Es ist ganz und gar aus Erde gemacht, ist dehnbar und kann sich selbst reparieren.

Das Haus selbst, in dem dann das Leben stattfindet, hat unendlich viele Zimmer. Es bietet unendlich viele Möglichkeiten oder nur wenige Möglichkeiten – je nachdem, in welchem Flügel des Hauses wir uns gerade befinden mögen. Wir können in einigen Teilen des Hauses fast alles das tun, was uns in den Sinn kommen mag.

Wir könnten also Räume ausmalen, wir könnten so lange üben, bis wir ein Instrument spielen können, wir können genauso gut Spielkartentricks lernen, wir können uns lieben, wir können uns hassen, wir können – wenn wir wollen – Veganer/innen werden und wir können den Duft frischer Erde oder eines teuren Parfüms aufsaugen. Wir können

Kuchen backen und wir können Menschen abstechen. Wir können weinen und wir können lachen und das Leben innerhalb dieses Hauses entweder als Komödie oder als Tragödie betrachten. Das liegt in unserer Hand.

„Life is a tale told by an idiot."
(Das Leben ist ein Märchen, das von einem Spinner geschrieben ist.)

Shakespeare, Lyriker

Wir wissen relativ schnell, sobald wir das Haus betreten haben, dass es irgendwo auch eine Ausgangstür geben wird, obwohl diese viele Jahre lang unendlich weit entfernt zu sein scheint. Doch je länger wir in dem Haus verweilen, desto näher kommen wir ihr.

Nichts, was innerhalb dieses Hauses geschieht, ist sicher; hinter jeder Ecke kann etwas auf uns warten, das meist als Zufall bezeichnet wird, und was den einen oder anderen Plan, den wir haben, ganz einfach durchkreuzt. Es gibt nur eines, was ganz sicher ist: Da wartet irgendwann und irgendwo die Ausgangstür auf uns. Wir wissen nur nicht, wann und wo – und vor allem wie – das sein wird. Und noch eines ist sicher: Wenn wir das Haus wieder verlassen, werden wir das damals ausgeliehene Kostüm wieder an der Garderobe abgeben. Es ist nur eine Leihgabe für die Zeit unseres Aufenthaltes.

Der Aufenthalt kann ganz unterschiedlich lang sein. Manchmal beträgt der Besuch in diesem Haus ein paar Stunden, vielleicht ein paar Tage, Monate oder Jahre und manchmal richtig lange und viele Jahrzehnte. Wie lange wir uns im Haus des Lebens befinden, ist wahrscheinlich auch von uns selbst abhängig, doch ganz sicher ist das nicht.

Mit dem Wissen, dass die Ausgangstür auf uns wartet, haben wir auch mehrere Möglichkeiten. Wir können uns, zitternd vor Angst, wann und wie wir vor der Ausgangstür stehen werden, wie eine Ratte vor der Schlange zusammenkrümmen und regungslos verharrend auf diesen Zeitpunkt warten. Wir könnten auch so viele Tabletten, Alkoholika und andere Drogen – die es in wahren und vielfältigen Massen gibt – in uns hineinschütten, damit wir für ein paar Momente vergessen können, dass da diese grauenvolle Tür mitsamt allen Ungewissheiten auf uns wartet.

> Ich sage selten: „Lass los, du hast etwas Besseres verdient, blabla." Ich sage: „Wenn du loslässt, hast du beide Hände frei, um dich an Kopf und Hintern gleichzeitig zu kratzen und ab und zu Ohrfeigen zu verteilen." Das wird schneller verstanden.
>
> *Anastasia Umrik, Autorin*

Es wäre auch möglich, auf die Tür zuzurennen und sie aufzubrechen, damit wir endlich, endlich den Ausgang geschafft haben. Dann brauchen wir nicht mehr an die Tür mit all ihren Rätseln zu denken. Es ist so furchtbar ungewiss, wann und wo sie auf uns wartet und was dahinter sein mag.

Und es gibt noch eine Möglichkeit, wie wir die Zeit in diesem Haus verbringen können. Dazu bedarf es großen Mutes. Dazu bedarf es auch einer gehörigen Portion Wachheit. Und es braucht ein so großes Herz, damit auch andere Mitmenschen im Blick bleiben können. Dann kann der ganze lange Weg von Eingangstür zur Ausgangstür, also von Anfang bis Ende ein goldener Weg werden und eine ebenso goldene Zeit.

Es sieht alles danach aus, dass Sabine Dinkel aus dieser Zeit ihres Lebens einen ebenso goldenen Weg wie eine goldene Zeit erschafft. Es sollen „Gute Tage trotz Krebs" sein und werden.

Sabine Dinkel hat den Mut, die Ausgangstür aus dem Haus des Lebens hinaus in die Ungewissheit im Blick zu haben. Sie gestaltet ihr Leben, obwohl sie die Tür sehen kann. Sie hat die Wachheit, immer wieder nach neuen Wegen zu forschen, falls Angstmonster sie begleiten. Und sie hat das große Herz, ihre Lieben im Blick zu haben, damit diese Zeit nicht nur für sie selbst, sondern auch für alle anderen einen goldenen Schimmer bekommen kann.

Möge eines Tages, wenn sich die Tür öffnet, der Blick zurück voller Wärme und der Blick nach vorn mit einer Mischung aus Neugierde, Aufbruchsstimmung und Einverständnis sein.

Ach – und möge die Tür am Ende unseres Lebens für uns alle eine einladende sein!

Claudia Cardinal

So viele wunderbare Hilfsangebote ...

Hier kommt ein kleiner Serviceteil mit ein paar Infos, Checklisten und Tipps.

Krebsberatungen

Fundiertes und seit Jahrzehnten aufgehäuftes Wissen. Das zeichnet Krebsberatungen aus. Sie sind meiner Meinung nach ein mehr als solider Anlaufpunkt nach einer Diagnose. Der Krebsberatungsdienst der Hamburger Krebsgesellschaft z. B. bietet medizinische, psychologische und soziale Beratung für Betroffene und Angehörige an: www.krebsinformationsdienst.de

Selbsthilfegruppen (SHG)

Hier triffst du unter Garantie die Menschen, die das alles schon am Wickel hatten oder haben, was dich jetzt umtreibt. Hier sind „deine Leute". Fundierte und solide Informationen zu der jeweiligen Schnieptröte, die der Selbsthilfegruppe „ihren Namen gab". Hier gibt es Kontakte zur weiteren Hilfe, Vernetzung, Begleitung, Beratung und Gespräche – sowie Rat und Tat. Aus der Praxis, für die Praxis. Meine beispielsweise ist die für Eierstockschnieptröte: www.ovarsh.de
Erwähnen möchte ich auch noch die Frauenselbsthilfe nach Krebs e. V., als älteste SHG sozusagen der Silberrücken und Ansprechpartner für alle Schnieptröten, die Frauen so heimsuchen können: www.frauenselbsthilfe.de

Psychoonkologische Unterstützung

Diese putzige Wortschöpfung aus Psychologie und Onkologie steht für die speziell auf Menschen mit Schnieptröte zugeschnittene psychologische Betreuung. Sorgen, Ängste, Zweifel, Unsicherheiten und was auch immer die Seele und das Gemüt bedrücken mag. Psychoonkologen sind für dich da.

Onkolotsen

Sie wissen Rat im Wirrwarr der Themen, die mit Therapiebeginnen kommen. Beispielsweise sollst du nach der Akutbehandlung eine Rehamaßnahme machen. Doch wer ist Ansprechpartner und unterstützt dich bei der Reha und einer anschließenden Wiedereingliederung in die Arbeit? Na? Genau! Onkolotsen.
Stehen mir Unterstützungsleistungen zu? An wen muss ich mich wenden? Kann ich mich zukünftig ambulant weiter betreuen lassen? Woran muss ich dabei selbst denken? Dir werden Therapieoptionen vorgestellt und du sollst dich nun für eine Option entscheiden. Onkolotsen sind dann deine Ansprechpartner, sie gehen mit dir die verschiedenen Möglichkeiten und ihre jeweiligen Vor- und Nachteile durch. Onkolotsen helfen dir, deinen Weg durch die Therapie zu finden und begleiten dich. Sie sind verlässliche, vertrauensvolle und zeithabende Ansprechpartner – für Patienten und deren Angehörige: www.onkolotse.de

Angehörigengruppen

Angehörige und Zugehörige von Krebspatienten wollen auch gesehen werden (Überraschung!). Ihr Leben hat sich seit der Erkrankung ihres Angehörigen massiv verändert. Auch sie stehen vor der Herausforderung, zu lernen, mit diesem neuen Leben zurechtzukommen. Ich verrate kein Geheimnis, wenn ich sage, dass sich da viele Fragen, Sorgen und zuweilen auch Unsicherheiten im täglichen Miteinander nach vorne drängeln. Die eigenen Bedürfnisse und körperlichen Grenzen werden oft nicht mehr gesehen. Manchmal sogar bewusst ausgeblendet. Mein Mann hat sich sehr früh entschlossen, sich Unterstützung zu organisieren. Es suchte nach einer Angehörigengruppe und ging zu jedem einzelnen Termin. Er wollte von anderen Angehörigen hören und miteinander ins Gespräch kommen. Um über Erfahrungen, Fragen und Lebensperspektiven zu sprechen, um die veränderte Lebenssituation besser zu begreifen und auch einmal unter „Seinesgleichen“ zu sein. Zu empfehlen ist an dieser Stelle sein YouTube-Channel *Angehörig-Zugehörig*:

Onkologische Ernährungsberater

Essen ist Leben oder anders ausgedrückt: „Futtern wie bei Muttern." **Das** ist wichtig. Körpermasse ist wichtig. Untergewicht ist *nicht* gut. Bei Schnieptröte kann es sogar lebensverkürzend sein. Bei der eigenen Unsicherheit und all den Ratschlägen und „Tipps", die so die Runde machen, ist es sehr beruhigend und entlastend, mit jemandem über das Thema Essen und Schnieptröte zu sprechen, der Profi in dem Thema ist.
Eine Bitte noch: Mache dich während der akuten Phase deiner Therapie nicht mit „gesunder" Ernährung verrückt. Iss das, was dir schmeckt, dir Kraft gibt und gut bekommt!

Anschlussheilbehandlung (AHB)

Die Anschlussheilbehandlung oder auch Rehabilitationsmaßnahme (Reha) folgt im Allgemeinen unmittelbar nach einer schweren Erkrankung und einem Krankenhausaufenthalt. Sie soll dir dabei helfen, dass du wieder „auf den Damm" kommst. Im Alltag oder in deinem Job. Schwerpunkt ist hier die körperliche und psychische Wiederherstellung bzw. Unterstützung. Hier war ich: www.rehaklinik.net
Hier gibt es grundsätzliche und nützliche Infos: www.ahb.info

Spezialisierte ambulante Palliativversorgung (SAPV)

„Das Palliativteam betreut schwerstkranke, sterbende Menschen und ihre Angehörigen zu Hause oder auch im Pflegeheim. Im Vordergrund unserer Arbeit stehen Erhalt, Förderung und Verbesserung der Lebensqualität und Selbstbestimmung von sterbenden Patienten, um ihnen ein würdiges Leben bis zum Tod in ihrer vertrauten häuslichen Umgebung zu ermöglichen. Dazu gehören die Linderung von Schmerzen, die Verbesserung der Atmung und der Nahrungsaufnahme, die Ermöglichung der Teilnahme an der sozialen Gemeinschaft und der Verbleib im Kreis der Familie. Unsere Palliativbetreuung hat das Ziel, den Patienten eine möglichst hohe Lebenszufriedenheit, Lebensqualität und Selbstständigkeit zu erhalten, wenn keine Heilung mehr möglich ist."
Kompletter Text der Homepage des Palliativteams Bergedorf:
www.palliativteam-bergedorf.de

Pflegedienst

Der Pflegedienst ermöglicht, dass ein pflegebedürftiger Mensch so lange wie möglich in den eigenen vier Wänden wohnen bleiben kann. Er sorgt auch dafür, dass Angehörige bei der Versorgung und Pflege entlastet werden und nicht nach 24/7 Dauerpflege selbst ausbrennen. Wer sich nicht unterstützen lässt, kann auf Dauer nicht unterstützen. Hier eine gute Übersicht und solide Informationen der Verbraucherzentrale Berlin e. V.: www.pflegevertraege.de/gut-zu-wissen/was-ist-ein-ambulanter-pflegedienst-13418

Lebens- und Sterbeamme

Bei der Bezeichnung kriegst du jetzt womöglich einen Schreck. Das musst du aber gar nicht, denn Lebens- und Sterbeammen sind etwas ganz Wunderbares. Sie tragen nicht ohne Grund auch die Bezeichnung „Leben" im Titel, denn sie locken, neben praktischer Hilfe, Erkrankte wieder ins Leben zurück. Nicht jede/r Erkrankte muss sich sofort vom Leben verabschieden, ganz im Gegenteil. Dennoch gibt es Dinge, die verabschiedet werden wollen. Und irgendwann wechseln wir ja alle die Seiten. Da kann es nicht schaden, sich das Angebot einer Lebens- und Sterbeamme mal in Ruhe anzugucken.
Sterbeammen sind dafür ausgebildet, die seelischen Leiden anzusprechen und zu verwandeln. Sie sind nicht nur da und hören zu, sie helfen auch dabei, wieder Sinn zu finden. Ganz egal, wie ernst es um dich steht. Sie sind auch in gleichem Maße für die Angehörigen da. Informier dich doch einfach mal auf dieser Seite: www.sterbeamme.de

Sozialer Dienst im Krankenhaus

Es kommt auch eine Zeit nach dem Krankenhausaufenthalt. Die sollte organisiert werden. Das war mir damals so auch nicht klar. Ich wollte erst einmal gesund werden und aus dem Krankenhaus raus. Doch dann standen so viele Themen an, die mir damals überhaupt nicht in den Sinn gekommen waren. Der Sozialdienst stellt, wenn nötig, Kontakt her zu: Haus- und Facharzt, Krankenkasse, Pflegekasse, Rentenversicherungsträger, Reha-Einrichtung, Pflegeheim, Pflege-Wohngemeinschaft, Pflegedienst, Ergo- und Physiotherapeuten, Sozialamt, Sanitätshaus und Hilfsmittelhersteller, Anbietern von Hilfen im Alltag, Betreuungsgericht. Recht anschaulich beschrieben habe ich das hier gefunden: www.klinikum-oldenburg.de/de/oeffentlichkeit/sozialdienst/aufgaben.html

Krankenkassen

Auch wenn ich beim Thema Krankenkasse immer ein mulmiges Gefühl hatte, so habe ich dann doch feststellen können, dass ich bei meiner Krankenkasse gut aufgehoben bin. Was geleistet wird oder nicht, was gefördert wird etc. Bisher hatte ich richtig Glück. Auch hier hat mein Mann dann nachgeschaut: www.krankenkassen.de/gesetzliche-krankenkassen/beschwerde/patientenberatung/

Hospiz

Sobald ich merke, dass die allerletzten Dinge anstehen und ich mich auf die Suche nach meinem Durchschlupf mache, werde ich in ein Hospiz gehen. Dort werde ich umsorgt, begleitet und für meinen Mann sowie unsere Hunde ist dort auch Platz. Mein Mann und ich haben uns früh informiert und ich habe für mich entschieden, wohin ich will. Das „früh" war mir/uns besonders wichtig. Denn als wir das alles besprochen und geplant hatten, war es da: das gute Gefühl, den Kopf frei bekommen zu haben. So geklärt konnten wir uns wieder dem lustigen Leben an den Hals werfen und da hängen wir bis heute.
Wenn du schauen magst, wo ich mich auf die Suche machen möchte: www.hospiz-harburg.de/startseite-hospiz.html

Kunsttherapie

Schöne Fachrichtung der künstlerischen Therapie. In einem geschützten Rahmen kann man sich wunderbar ausprobieren. Wird in Hamburg bei der Krebsgesellschaft angeboten.

Schreibtherapie

Hilft wunderbar, sich auszubreiten. Alles, was durch die Diagnose so eng geworden ist, lässt sich mit Schreiben wieder weiten. Man ist seinen Ängsten nicht hilflos ausgeliefert, sondern kann sie gemeinsam mit anderen (oder auch alleine) gestalten. Wird auch oft von den Krebsgesellschaften angeboten.

Musiktherapie

Durch gezielten Einsatz von Musik wird eine therapeutische Wirkung erzielt. Musiktherapie dient der Wiederherstellung, Erhaltung und Förderung psychischer und körperlicher Gesundheit. Auch im Chor zu singen kann sehr heilsam sein.

Nana – Recover your smile e. V.

Der gemeinnützige Verein „Nana – Recover your smile" wendet sich an Menschen, die an Krebs erkrankt sind. Dort werden zauberhafte kostenfreie Schmink- und Stylingkurse sowie Fotoshootings veranstaltet, um das durch den Schorle-Therapie-bedingten Haarverlust oft verloren gegangene Selbstbewusstsein zu stärken und zu helfen, die Freude am Aussehen und an der Schönheit zurückzugewinnen. Ich habe selbst schon an einem Shooting teilgenommen und war dermaßen begeistert! Ihr findet die Fotos in meinem Blog und die Angebote des Vereins hier: www.recoveryoursmile.org

Plattform für gesundes Lernen

Sehr gute Unterlagen, sehr gut gemacht: www.selpers.com

Entspannte Sexualität leben

Ela und Volker Buchwald berichten auf angenehme Weise über ein Thema, das auch als Erkrankter nicht „tabu" sein sollte: www.einfachliebe.de

Wirklich tolle Mützen

Auch leichte für den Sommer: www.kopfmuss.de

Tolle #hashtags auf Twitter & Co

- #untenamhimmel (von Anastasia Umrich ins Leben gerufen. Es geht um den Blick in den Himmel. Sie hat mit dem Hashtag eine tolle Lösung, um zu zeigen, was sie umgibt. Wer auch mal seinen Himmel oder Ähnliches zeigen möchte: Nur zur!)
- #3gutedinge (alles, was heute gut und schön war)
- #trotzkrebs (alles, was heute trotz Krebs gut war)

Retterspitz Wund- und Heilsalbe

Ich habe viel ausprobiert, aber die war richtig gut. Half mir relativ schnell.

Buchtipps

Petra-Alexandra Buhl: Heilung auf Widerruf: Überleben mit und nach Krebs. Klett-Cotta, 2019.

Claudia Cardinal: Gutes Leben! Trotz Krebs und schwerer Krankheit. Verlag Herder, 2016.

Susanne Reinker: „Kopf hoch, Brust raus!“: Was wir im Umgang mit Krebs alles richtig machen können. Ullstein Leben, 2019.

Ulrich Schnabel: Zuversicht: Die Kraft der inneren Freiheit und warum sie heute wichtiger ist denn je. Blessing Verlag, 2018.

Inge Wollschläger: Die Notaufnahmeschwester: Ein Alltag zwischen Leben, Tod und Wahnsinn. Penguin Verlag, 2020.

Mein Glück in 100 Listen: Ein originelles Ausfüllbuch, um herauszufinden, was dich wirklich glücklich macht. Riva, 2017.

Mein Blog

Wer wissen möchte, wie er sich die Zeit während einer Chemo versüßen lassen kann, schaut gerne mal in meinen Blog: „Die Giggelchemo – Hundertdrölf Postkarten von teils wildfremden Menschen haben wir die Chemotherapie erleichtert“

Andere Bücher von mir

Hochsensibel durch den Tag. humboldt, 2016.

Krebs ist, wenn man trotzdem lacht: Wie ich von heute auf morgen Krebs hatte und wieder zu neuem Lebensmut fand. humboldt, 2017.

Meine Arschbombe in die Untiefen des Lebens: Comic-Tagebuch einer Krebserkrankung. HAWEWE Media, 2018.

Strandgut-Poesie: Wenn es am Meer aus dem Plastikmüll kichert. HAWEWE Media, 2019.

Dankesworte

Ich finde es schön, Leuten danken zu können. Gleichzeitig habe ich immer Angst, dass ich jemanden vergesse.

Mittlerweile bin ich so vielen Menschen dankbar. Ich sage einfach nur: Danke. Euch allen!

Und meinem Mann. Den muss ich erwähnen. Er hat mir so tatkräftig geholfen. Er ist cool! Hihi.

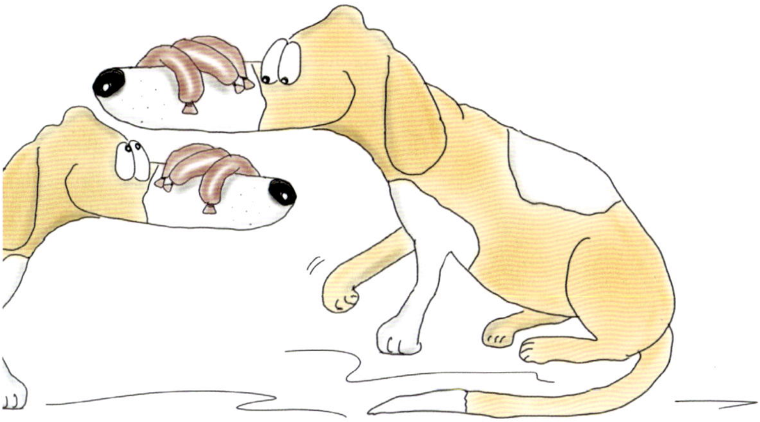

Bibliografische Information der Deutschen Nationalbibliothek
Die Deutsche Nationalbibliothek verzeichnet diese Publikation in der Deutschen Nationalbibliografie; detaillierte bibliografische Daten sind im Internet über http://dnb.ddb.de abrufbar.

ISBN 978-3-8426-2959-2 (Print)
ISBN 978-3-8426-2960-8 (PDF)
ISBN 978-3-8426-2961-5 (EPUB)

Originalausgabe

Die Ratgebermarke der Schlüterschen Verlagsgesellschaft mbH & Co. KG
Hans-Böckler-Allee 7, 30173 Hannover
www.humboldt.de
www.schluetersche.de

Aus Gründen der besseren Lesbarkeit wurde in diesem Buch meist die männliche Form gewählt, nichtsdestoweniger beziehen sich Personenbezeichnungen gleichermaßen auf Angehörige des männlichen und weiblichen Geschlechts sowie auf Menschen, die sich keinem Geschlecht zugehörig fühlen.

Autorin und Verlag haben dieses Buch sorgfältig erstellt und geprüft. Für eventuelle Fehler kann dennoch keine Gewähr übernommen werden. Weder Autorin noch Verlag können für eventuelle Nachteile oder Schäden, die aus in diesem Buch vorgestellten Erfahrungen, Meinungen, Methoden und praktischen Hinweisen resultieren, eine Haftung übernehmen. Insgesamt bieten alle vorgestellten Inhalte und Anregungen keinen Ersatz für eine medizinische Beratung, Betreuung und Behandlung.

Lektorat: Meike Key, Rueil-Malmaison
Covergestaltung: ZERO, München
Covermotiv: Sabine Dinkel
Illustrationen: Sabine Dinkel
Satz, Layout und Kolorierung: PER MEDIEN & MARKETING GmbH, Braunschweig
Druck und Bindung: Gutenberg Beuys Feindruckerei GmbH, Langenhagen